JN241632

運動指導のトッププロが教える

10年後、後悔しない、体のつくり方

フィジカルトレーナー
中野ジェームズ修一

ダイヤモンド社

はじめに

日本は、もう完全に**「人生100年時代」**を迎えています。

100歳以上の高齢者が49年連続で増え続け、7万人を超えているのです。

いまから50年以上前（1963年）、100歳以上の人はたった153人でした。

公的年金の受給開始年齢は、いまのところ原則65歳ですが、いずれ70歳からに引き上げられるといわれています。

「老後資金に夫婦で2000万円が必要」とする金融庁の試算が騒ぎにもなりました。つい数年前までは「老後」といわれ、隠居するような年齢に達しても、これからは元気に働き続けることが求められてきているのかもしれません。

そのためには、何といっても**「体づくり」**が欠かせません。

そして体づくりには、やっぱり**「運動」**が欠かせないのです。

「運動すればいいのはわかってる。でも、それができない、続かない」のですよね？

運動というと、スポーツクラブに入会して筋トレしたり、「ゼイゼイハアハア」と息を上げながらランニングしたりすることをイメージしがちです。

すると、**「仕事や家事で忙しいから通えない」「キツイことはイヤだ」**と、最初の一歩を踏み出せないケースがほとんどです。

でも、そんなふうに身がまえなくても大丈夫です！

この本では、**運動が苦手だったり、運動が嫌いだったりする人、中高年はもちろん高齢者でも「これならできそう」「続けられそう」と思えて、なおかつ、きちんと効果があって、何歳からでも体が若返る秘訣を教えます。**

私はフィジカルトレーナー（運動を指導する専門家）として、オリンピックの日本代表や大学駅伝などのトップアスリートから、太りすぎで体形の乱れが気になる一般の方まで、幅広いクライアントの運動や食事を指導してきました。

その経験のなかで、こうした相談を受けることがよくあります。

●足腰が衰《おとろ》えて階段がつらくなった
●体力がなくなって疲れやすくなった
●体が硬くなって姿勢が悪くなってきた

「年のせいだから仕方ないですよね」などといいますが、こうしたことは年をとるだけで起こるのではありません。

多くの場合、あまり体を動かさない生活が当たり前になっていて、体力が落ちたり、足腰が衰えたり、体が硬くなったりして起こることなのです。

運動とは、ごく簡単にいえば「**体を動かすこと**」ですから、ジム通いしなくても自宅でもできます。日ごろの生活で効果的に〝ながら運動〟できるのです。

スポーツウェアに着替えなくても普段着のままできることも多いです。

方法さえ知れば、自宅でも、通勤や通学、買い物のときでも、散歩しながらでも、手軽にできて効果の高い運動はたくさんあるのです。

この本では、第1章から第5章まで、**「有酸素運動」「スクワット」「ストレッチ」「脳トレ」「骨トレ」**を順番に紹介します。

気になるところからページをめくり、気に入った方法があれば、その都度気楽に試してみてもＯＫです。

第6章では**「食べトレ」**として食事法を深掘りします。食事は運動をこなせるように体の準備を整えて、運動効果を高めるのに欠かせません。

最終の第7章では、運動習慣を身につけるための**「続ける技術」**を紹介します。

運動を続けるには、自分の性格にあったやり方でやるかどうかが重要です。

目標を設定したほうがやる気が出るタイプもいれば、楽しさや面白さを感じると続くタイプもいます。論理的に理解するとモチベーションが湧いてくるタイプもいます。

本書は、どのタイプも網羅するような内容ですので、ぜひ自分にあった方法を探しながら試してみてください！

運動のパフォーマンスを高めていくには、いま自分が〝何段目〟にいるかを知ることが大切です。

ウォーキングにしても、ジョギングにしても、股関節《こかんせつ》の動きがよくなるとストライド（歩幅）が広がり、パフォーマンスが高まります。

その変化に気づいたら**「じゃあ、次のステップへ進もう！」**とモチベーションが高まりますし、自分がいま何段目にいるかを知ることによってステップアップもしやすくなります。

まずは**「これならできそう」「続けられそう」**と思えることから始めてみましょう。すべてをやる必要はありません。できることから、始めてください。

本書を参考に正しく取り組めば、運動のパフォーマンスは80歳になっても90歳になっても高まります。

では早速、10年後、後悔しない体づくりを始めましょう！

Contents

第2章 スロースクワットで衰えやすい下半身を鍛える

第3章　肩こり・腰痛を解消するストレッチ

Contents

第4章　体を鍛えれば脳も鍛えられる

第5章　骨は何歳からでも強くなる

第6章　胃腸から若返る食事術

第7章　10年後、後悔しない！　運動を続ける技術

Contents

第1章

ゼロから始める！有酸素運動入門

最速で体力をつけるために軽い**有酸素運動**を始めよう

10年後に後悔しない体のつくり方、第1章のテーマは**「有酸素運動」**です。
有酸素運動は、ウォーキングやジョギングのように、息が切れないペースでリズミカルな動きを続ける運動で、健康の土台をつくってくれます。

有酸素運動で高められるのは「全身持久力」です。
体を長時間動かし続ける力のことで「スタミナ」ともいえます。

俗にいう「体力」の正体であり、家事や労働といった日常生活に欠かせない力です。

日ごろあまり体を動かしていないと、年をとるごとに全身持久力は低下します。
スポーツ庁（平成29年度体力・運動能力調査）によると、全身持久力を示す「20mシャトルラン」（20m間隔で平行に引かれたラインを合図音に遅れず何往復できたかをカウント

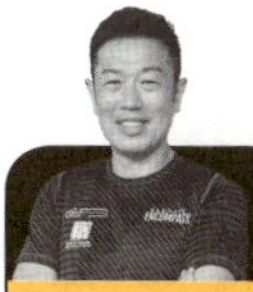

あなたの「全身持久力」をセルフチェック！

- □ 同じことをしても以前より疲れやすくなった
- □ 15分以上はつらくて歩けない
- □ 信号が変わりそうになって走るとすぐに息が上がる
- □ 一度息が上がるとなかなか回復しない
- □ 長い階段は休み休みでないと上がれない

＝往復持久走）の成績は、「男性14歳」「女性13歳」がピークで、それ以降は男女ともに右肩下がりとなっています。シャトルランを試さなくても、上記のような自覚があるとしたら、あなたの全身持久力は低下している恐れがあります。早速、セルフチェックしてみてください。

1つでも思い当たる項目があったら、ぜひ有酸素運動で全身持久力を高めましょう！

全身持久力を左右するのは「心肺機能」です。

心肺機能とは、吸い込んだ酸素を肺で血液に溶かし込み、心臓のポンプ作用で血流をうながして、全身に酸素を供給する働きのことです。

同時に筋肉などから排出された二酸化炭素を回収し、逆のルートで肺から体外に出す働きもあります。

通勤や買い物のときに〝遠まわり〟してみよう

全身持久力をアップさせるには、どのような有酸素運動をするといいのでしょうか？

これといった運動経験のない人、あるいは長年運動から遠ざかっている人におすすめなのは「ウォーキング」です。

歩くだけなら専門家に教わらなくてもできますし、整形外科的な疾患がなければ長時間続けても問題ありません。

シドニー五輪女子マラソンで金メダルを獲得した高橋尚子さんは現役時代、マラソンの練習をウォーキングから始めていたといいます。

ウォーキングでいいフォームをつくり、それを体に覚えさせて、走りに活かしていたそうです。

高橋さんのような当時の女子マラソン世界記録を樹立したトップアスリートでも、ウォーキングという有酸素運動の基本を大切にしていたのです。

ウォーキングは、いつでもどこでも1人でもできるので、始めやすくて続けやすい運動です。特別な道具は必要ありませんから普段着でも大丈夫ですが、汗をかいても平気な吸《きゅう》汗速乾《かんそっかん》機能のあるスポーツウェアや、歩きやすいウォーキングシューズを用意するとなおいいでしょう。

新たなウェアやシューズを買ってみると、気分も高まります！

では、どんなペースで、一度に何分（何km）、週何回くらいやればいいのでしょうか？

気になる点はいくつか出てくるでしょうが、とにかく、まずは歩いてみることです。

最初は、5分でも10分でもいいです。通勤や買い物のときに、いつもよりちょっと遠まわりするだけでもいいのです。

自分のライフスタイルにあったウォーキングの〝寄り道コース〟を見つけてみるのも楽しいものです。

早起きが苦にならないタイプなら、早起きしてウォーキングすると、適度に汗をかきながら全身の血流がうながされ、1日を爽快《そうかい》な気分でスタートできます。

朝からウォーキングをしている人は、男女ともに結構多いです。続けていると、いつも顔を合わせるウォーキング仲間と挨拶を交わすようになったりして、ちょっとした励みになることもあります。

早起きが苦手なタイプなら、昼間でも夕方でも夜でもいいです。ただし、暗くなってからは事故や転倒を未然に防止するため、なるべく街灯が明るく照らされた人通りの多い公道や公園を選んでください。

また、万が一に備えて、暗くても自転車や自動車の運転手から見えやすいように、黒っぽい服装は避けましょう。

ライトを反射する「再帰反射素材」を使ったウェアやシューズを身につけると交通事故の未然防止に役立ちます。

ウェアやシューズにつけて点滅する小型の**「LEDライト」**などのグッズもあり、数百円から買えるので、安全面を重視して活用してみるのもおすすめです。

カレンダーや手帳などで、ウォーキングをした日に印をつけたり、歩行時間などを記録したりしておくと励みになります。

スマホやパソコンなら、「ジョグノート」（www.jognote.com）**というSNSに登録して、日記をつける感覚で記録してもいいでしょう。ネット上でウォーキング仲間とつながれば、お互いに励みになります。**

このように記録（モニタリング）すると、運動を続けているという事実が〝見える化〟されるので、モチベーションが高まりやすいのです。

散歩とウォーキングは別もの「歩幅」と「呼吸」を意識する

私がクライアントにウォーキングをすすめると「ああ、散歩ですね。散歩なら毎日のようにやっていますよ」という答えが返ってくることがあります。
でも、散歩とウォーキングは別ものなのです。

散歩とウォーキングの最大の違いは、「歩幅」と「呼吸」です。

ウォーキングは散歩よりも歩幅（ストライド）を広げるのがポイントです。

私自身はランニングを日課にしていますが、街を走っていると**猫背姿**で下を向いて、とぼとぼと歩いている中高年とすれ違うことが少なくありません。
猫背で下を向いて歩くと歩幅が狭まり、どうしてもとぼとぼ歩きになりがちなのです。

歩くときは顔を上げて視野を広げ、視線を少し遠くへ向けるようにするといいです。

顔を上げると背すじがすっと伸び、**「骨盤《こつばん》」**が起きて歩幅も広がりやすくなります。

歩幅を広げる際は、足を前に出すことよりも「後ろ足で地面を蹴《け》る」ように意識すると、軽い前傾姿勢がとれて歩幅が広がりやすくなります。


「歩幅は身長の45～50％」がおおよその目安です。

「歩幅は身長の半分が目安」と考えればわかりやすいでしょう。**身長160㎝の人なら80㎝、身長170㎝の人なら85㎝が目安ということです。**


自宅でこの歩幅で歩いて感覚をつかんだら、同じ感覚で外を歩いてみましょう。

いきなりそこまで歩幅を広げられなくても、意識して歩幅を広げて歩いているうちに、脚のつけ根である**「股関節《こかんせつ》」**の周辺がほぐれて、徐々に歩幅が広がってくるはずです。


それでも歩幅が広げられないとすると、こんな原因が考えられます。

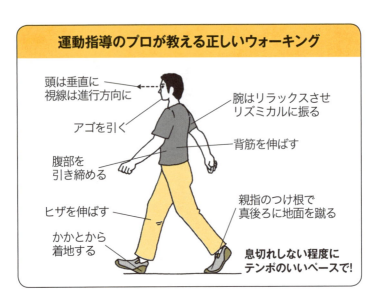

運動指導のプロが教える正しいウォーキング

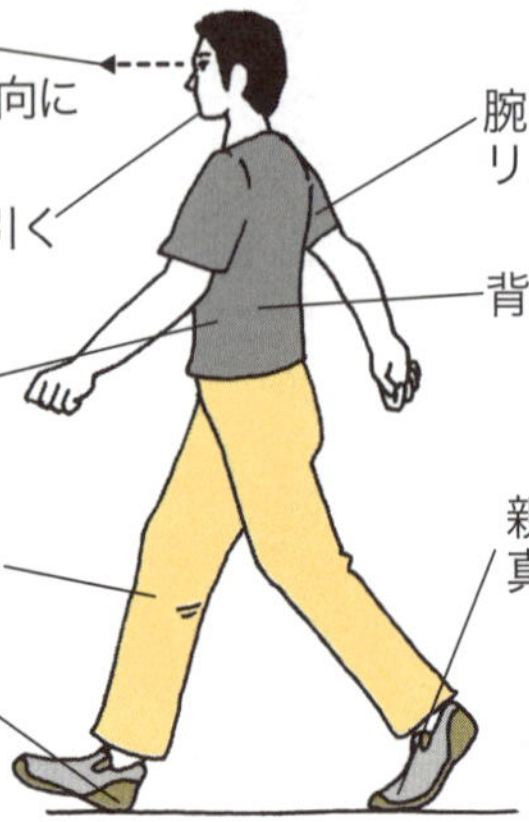

●下半身の筋力が弱すぎる
●股関節に問題がある
●柔軟性が低すぎる

整形外科的な疾患がない場合、次章で下半身の筋力を強化し、第3章で柔軟性を高めて股関節の動きをよくしてあげると、歩幅が広がるようになります。

次ページの表のように、**1日プラス10分（約1000歩）多く歩くと、予防できる病気がどんどん増えてきます。**

さて、次は「**呼吸**」についてです。

歩幅を広げると歩くペースが速くなり、息が軽く上がってきます。これは心肺機能にト

**1日「プラス10分」(約1000歩)多く歩けば
より多くの病気を予防できる!**

歩数	中強度の活動時間	予防できる病気
2000歩	0分	寝たきり
4000歩	5分	うつ病
5000歩	7分半	要支援・要介護、認知症、脳卒中、心疾患
7000歩	15分	がん、動脈硬化、骨粗しょう症、骨折
7500歩	17分半	体力の低下、筋減少症
8000歩	20分	高血圧、糖尿病、脂質異常症、メタボ(75歳以上)
9000歩	25分	高血圧(正常高値血圧)、高血糖
10000歩	30分	メタボリックシンドローム(75歳未満)
12000歩	40分	肥満

出典:中之条研究「1年の1日平均の身体活動からわかる予防基準一覧」(スポーツ庁より)

レーニング負荷が加わっている証拠です!

ここで重要なのは、「息切れしないように歩く」ことです。

息が切れると有酸素運動ではなくなり、酸素が上手に使えなくなって疲れがたまります。すると、長時間続けられなくなってしまいます。

息は適度に上がっていながらも息切れはせず、十分な歩幅とテンポのいいペースを守るのが、ウォーキングで全身持久力を高めるための秘訣です。

最初のうちはテンポよく歩幅を広げ、息は適度に上がりつつも息切れはしないというう絶妙なペースを心がけてみてください。

笑顔で会話できるくらいの「ややきつい」ペースで歩く

ウォーキングのペースについて、もう少し深掘りしてみましょう。

ウォーキングだけではありませんが、運動は**「どのくらいの負荷（強さ）」**で行うかという**「運動強度」**で得られる効果が違ってきます。

運動強度が低すぎると効果は限られるのですが、運動強度が高ければ高いほど効果があるというわけではないのです。

ウォーキングやジョギングのような有酸素運動では、とくにジム通いしている人であれば**「トレッドミル」**（ランニングマシン）で、時速6㎞で歩くとか時速10㎞で走るといった「スピード」を運動強度の物差しにしがちです。

しかし、同じ時速6㎞のウォーキングでも、部活動をしている10代なら息がまったく上がらないでしょうから運動強度が低すぎますし、運動経験ほぼゼロの高齢者には運動強度が高すぎます。

体力レベルや運動経験の個人差がありすぎるため、スピードという絶対値は運動強度の基準にならないのです。

では、何を目安にすればいいのでしょうか？

有酸素運動の運動強度の目安にしたいのは、「その運動をどのくらいつらいと感じたか」を指標化した**「主観的運動強度」**（RPE）というものです（次ページ参照）。

主観的運動強度はスウェーデンの心理学者であるボルグ博士が考案したもので、考案者の名前から**「ボルグスケール」**とも呼ばれます。とても便利な指標なので、私を含めて世界中のトレーナーが指導の現場で活用しています。

通常の散歩の主観的運動強度は、おそらく**「非常に楽である」**か**「かなり楽である」**でしょう。

全身持久力を高めたいなら、そこから強度を高めて「楽である」を超え「ややきつい」

と自覚する歩幅とペースでウォーキングするようにしましょう。

これは「速歩《そくほ》」と呼ばれる運動強度でもあります。

もっとも、私が運動経験の少ないクライアントとウォーキングをすると「このペースはどのくらいきついですか?」と尋ねても、「よくわかりません」という答えが返ってくることがよくあります。

主観的運動強度（RPE）

20	
19	非常にきつい（Very, very hard）
18	
17	かなりきつい（Very hard）
16	
15	きつい（Hard）
14	
13	**ややきつい**（Somewhat hard）
12	
11	楽である（Fairly light）
10	
9	かなり楽である（Very light）
8	
7	非常に楽である（Very, very light）
6	

最初はそういう状態でも、ウォーキングを続けているうちに、少しずつ感覚が研ぎ澄まされてきます。「楽である」と「ややきつい」、「ややきつい」と「きつい」の差が感覚的にわかってくるのです。

ウォーキングの最中に気持ちよく鼻歌が歌えたり、ウォーキング仲間とぺちゃくちゃおしゃべりできていたりすると、それはおそらく「楽である」か「非常に楽である」という散歩ペースです。

もうちょっときちんと運動効果を得ようとするのならば、歩幅を広げてペースを上げ、「楽である」を超えて「ややきつい」ペースに近づけてください。

だからといって、ペースを上げすぎるのはよくありません。

「ややきつい」と「きつい」の判別では、一緒に歩いている人と笑顔で話せるかどうかが目安になります。

これはトレーナーの間で**「トークテスト」**と呼ばれる定番のチェック法です。

「ややきつい」を超えて「きつい」レベルだと息が上がりすぎてしまい、イエスかノーかくらいなら何とか返答できたとしても、笑顔で会話を交わすのは難しくなります。

1人でウォーキングすることが多いでしょうから、その場合は、他の人と一緒にウォーキングしていると仮定して、その人と笑顔で話せるかどうかを試してみてください。

笑顔で会話のキャッチボールが交わせるくらいの「ややきつい」ペースに抑えて歩くようにするのがコツです。

4つのステップでウォーキングをレベルアップする

運動不足の人は、最初から「ややきつい」ペースで歩こうとしないでください。自分にとって快適なペースからスタートして、**「ウォーキングを楽しむ」**ところから始めるようにします。

適度な歩幅とペースに慣れて、「ややきつい」という運動強度の感覚をつかめてきたら、「速歩」を段階的にステップアップさせていきましょう。

ポイントは、ウォーキングを歩数や距離ではなく「時間」でプログラムすることです。

23ページにあるように歩数を増やすほど健康に近づけますが、8000歩とか1万歩といった歩数や2kmとか3kmといった距離を気にしすぎると、その距離や歩数を早く終えたいという心理が働きます。すると、知らない間にオーバーペースになりやすいのです。
その点、**時間を目安にすると速く歩いても同じ時間歩くわけですから、オーバーペースが抑えられて全身持久力アップに適切なペースを保ちやすくなります。心理的にも楽です。**

さて、基本を踏まえたところで、ウォーキングの効果を高める4つのステップを紹介しましょう。

運動のパフォーマンスをアップさせるには、いま自分がどのステップにいるかを知ることが大切です。その変化に気づいたら、次のステップへ進もうというモチベーションが高まるからです。

とくに、ステップ3とステップ4のウォーキングを続けていると、2~3か月ほどで「全身持久力が高まった！」という実感が得られるようになります。

より長い距離を歩くのも平気になりますし、やや急な階段でも息を切らさず一気に上がれるようにもなります。こうして効果を体感できるようになると、気持ちが高まって、その後もウォーキングが続けられるようになるという好循環が生まれます！

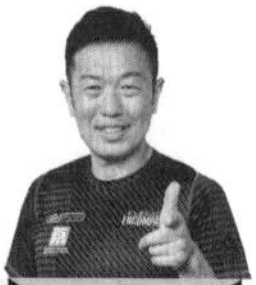

ウォーキングの効果を高める4つのステップ

ステップ1　1回20～30分×週3回（その間に5分間の速歩）

歩くこと自体が習慣化したら、そのうち週3回は30分通して歩いてみましょう（30分が難しかったら20分でもOKです）。

そのうち2回は途中で5分だけ「ややきつい」ペースでの速歩を入れてみましょう。

この5分の速歩を含めて30分続けて歩けるようになり、歩き終わったあとに「楽しかった」「もう少し歩いてもいいな」「もう少し速歩の時間を延ばしてもいいな」と思えたら、このステップ1は卒業です！

ウォーキングのステップアップ・プログラム1【モデルケース】

月曜	
火曜	ウォーキング（30分）うち速歩（5分）
水曜	
木曜	ウォーキング（30分）
金曜	
土曜	ウォーキング（30分）うち速歩（5分）
日曜	

30分続けて歩くのが難しかったら20分でもOK!

ステップ2　1回30分×週3回（その間に10分間の速歩）

ステップ2では、速歩を入れるウォーキングを週2回⇩週3回に増やします。

さらに速歩を入れる時間を5分⇩10分に延ばします。

速歩は10分続けるのがおすすめですが、それだと「ややきつい」を超えて「きつい」と感じるようなら、「5分×2回」に分割してもOKです。

速歩が10分続けられるようになり、終わったあとに歩き足りなさを感じたら、このステップ2は卒業です！

ウォーキングのステップアップ・プログラム2
【モデルケース】

月曜	
火曜	ウォーキング（30分）うち速歩（10分）
水曜	
木曜	ウォーキング（30分）うち速歩（10分）
金曜	
土曜	ウォーキング（30分）うち速歩（10分）
日曜	

10分速歩は
「5分×2回」
でもOK!

ステップ３　1回40分×週４回（その間に15分間の速歩）

このステップ３では、速歩を入れるウォーキングを週３回⇩週４回に増やします。

そしてトータルの時間を30分⇩40分に延ばし、途中で速歩を入れる時間を10分⇩15分に延ばします。

15分続けるのがおすすめですが、それだと「ややきつい」を超えて「きつい」と感じるようなら、「5分間×３回」にしても「5分＋10分」にしてもＯＫです。

速歩が15分続けてできるようになり、終わったあとに歩き足りなさを感じたら、最後のステップ４へと進みましょう！

ウォーキングのステップアップ・プログラム3
【モデルケース】

月曜	
火曜	ウォーキング（40分）うち速歩（15分）
水曜	
木曜	ウォーキング（40分）うち速歩（15分）
金曜	
土曜	ウォーキング（40分）うち速歩（15分）
日曜	ウォーキング（40分）うち速歩（15分）

15分速歩は
「5分間×3回」でも
「5分＋10分」でも
OK!

ステップ4　1回40分×週4回（速歩を20分から5分ずつ延長）

この最終ステップでは、前のステップ3と同じく「1回40分×週4回」という枠組みのまま、速歩の時間を「20分⇩25分⇩30分⇩35分」と5分ずつ延ばしていきます。最終的には40分を通して速歩ができるようになるのが目標です。

40分続けて速歩をする場合、最初の5分はウォーミングアップをしながら少しずつペースアップするようにしましょう。

歩幅とペース次第ですが、40分の速歩は距離にすると4㎞ほどになります。

ウォーキングのステップアップ・プログラム4
【モデルケース】

月曜	
火曜	ウォーキング（40分）うち速歩（20分⇒40分）
水曜	
木曜	ウォーキング（40分）うち速歩（20分⇒40分）
金曜	
土曜	ウォーキング（40分）うち速歩（20分⇒40分）
日曜	ウォーキング（40分）うち速歩（20分⇒40分）

速歩は「5分ずつ」延ばしていこう!

註：夏場は帽子を被って直射日光を避け、スポーツドリンクなどでこまめに水分補給をするなど、脱水症状や熱中症にならないように注意してください。

「心拍数」を測るとパフォーマンスがさらにアップ

ウォーキングの効果を高めるには、「**心拍数**」の計測が役立ちます。

心拍数とは、心臓が1分間に何回拍動したかをカウントしたもの。「心拍数≒脈拍」で、運動習慣がない人の安静時の心拍数は、毎分70〜80拍くらいです。

運動強度が上がれば上がるほど、筋肉は多くの「**酸素**」と「**栄養素**」を必要とします。これらは血流で全身に運ばれますが、運動強度が上がると筋肉がより多くの酸素と栄養素を必要とするので、血流を増やそうとポンプ役となる心臓の心拍数が上昇します。そのため、心拍数が運動強度の客観的な物差しになるのです。

先ほど紹介した主観的運動強度（ＲＰＥ）とともに、心拍数は運動強度の客観的指標と

心拍トレーニングには腕時計型の心拍計が便利

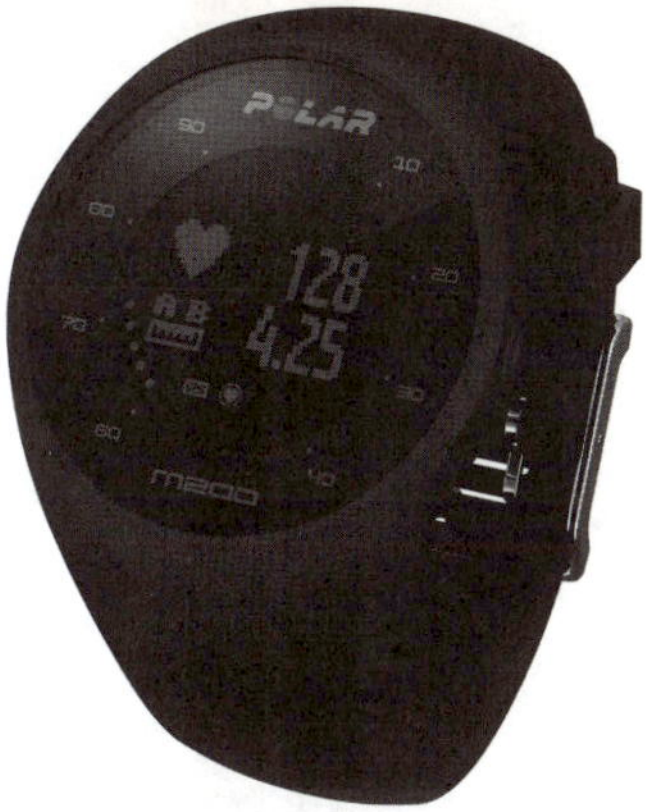

POLAR（ポラール）M200 GPSランニングウォッチ＜手首型心拍計＞

して役立ちます。

心拍数の計測に便利なのは、腕時計型の**「心拍計」（ハートレートモニター）**です。

以前は高価でしたが、最近では1万円ほどでも手に入るようになりました。

ランニングウォッチ、スマートフォンと連携するスマートウォッチや活動量計などでも心拍数は測れます。

これらは心臓で心拍数そのものを測っているわけではないので、多少の誤差はありますが、一般のトレーニングに活用するなら十分な精度です。

心拍計がなくても、手首の内側で脈拍を測れば心拍数は推定できます。

歩いた直後や信号待ちなどで足を止めたときに、**「脈をとる」**のです。**親指のつけ根から下ろした手首内側のライン上に、反対の手の人差し指から薬指までの3本を当てると脈がとりやすいです。**

足を止めると心拍数はみるみる下がってしまいますから、「10秒間カウントして6倍する」もしくは「15秒間カウントして4倍する」として、1分間に換算するといいです。

運動強度を設定するときの基準になるのは、「安静時心拍数」と「最大心拍数」というものです。どちらも自分の値を知っておくと便利です。

安静時心拍数は、文字通り、体を動かさず静かにしているときの心拍数です。朝起きたときにベッドで体を起こして測るといいです。心拍計で測っても、前述の方法で手首の脈をとっても、どちらでもOKです。

安静時の心拍数は安定していますから、ベッドで脈をとるときは1分間カウントしてもいいでしょう。

もう1つの最大心拍数は、限界レベルの運動をしたときの心拍数です。限界レベルの運動をしながら安全に心拍数を測るのは難しいですから、通常は**「220－《マイナス》年齢＝最大心拍数」**という公式から簡易的に導きます。

心肺機能はとくに運動をしていないと年齢とともに下がってくるので、最大心拍数も年齢とともに下がると概算するのです。たとえば、40歳なら「220－40＝毎分180拍」が最大心拍数となります。

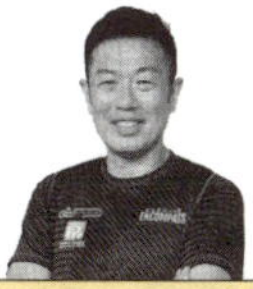

「目標心拍数」の求め方（カルボーネン法）

目標心拍数＝（最大心拍数－安静時心拍数）×目標運動強度＋安静時心拍数

安静時心拍数と最大心拍数から、ウォーキングなどの運動時にキープすべき「目標心拍数」を設定します。「目標運動強度」は、「最大心拍数の何％で運動するか」で決めます。

全身持久力の向上やダイエット効果を狙ってウォーキングをするなら、「最大心拍数の60〜80％」が目安です。

たとえば、40歳で安静時心拍数が70、最大心拍数が180の人が、最大心拍数の60％でウォーキングをするならば、前ページ上の公式にあてはめて（180－70）×0.6＋70＝**毎分136拍（目標心拍数）**となります。

なぜ最大心拍数にいきなり目標運動強度をかけて180×0.6と計算しないかというと、安静時心拍数が0ではないからです。

もっと手っとり早く目標心拍数を概算する方法もあります。26ページで紹介した**主観的運動強度（RPE）の数字に10をかけると、ごく簡単に目標心拍数を概算できます。**

「ややきつい」は13ですから、13×10＝毎分130拍となり、先ほど計算した例（毎分136拍）に近いことがわかります。

主観的には「ややきつい」でも、心拍数を測ると毎分130拍から大きくズレている場合は、自分の感覚（主観的運動強度）よりも心拍数（実態数値）を目安にしましょう。

心拍数をベースに運動強度をコントロールすることを、専門的には**「心拍トレーニング」**といいます。

心拍トレーニングでは、目標心拍数を割り出したら、心拍計やスマートウォッチなどでリアルタイムに心拍数をチェックします。そして、目標心拍数から外れないようにウォーキングやジョギングなどの運動を続けるのです。

あらかじめ自分の目標心拍数を入力しておくと、そこから外れたときに警告音などで知らせてくれる機能を備えた心拍計を活用すると便利です。

安静時心拍数は毎朝測っておくと、ウォーキングの成果が如実に表れます。有酸素運動を続けていくと、安静時心拍数がだんだん下がってくるのです。

全身持久力がついてくると心臓が強化されて、1回の拍動で押し出せる血液の量（1回拍出量）が増えてきます。その分だけ心拍数が下がるのです。

マラソンのトップランナーは、安静時心拍数が毎分30〜40拍ということも珍しくありません（一般の半分くらいの心拍数です！）。これは俗に「スポーツ心臓」と呼ばれます。

たとえば、**ウォーキングを始める前は毎分70拍だった安静時心拍数が、毎分65拍まで下がってきたら、それは全身持久力がアップした証拠です！**

このように効果が数値で明確になると、やる気もがぜん高まります。

ウォーキングの合間に**ちょっとだけ**走ってみる

速歩で全身持久力が高まってくると、自覚的に「ややきつい」、心拍数だと最大心拍数の60％レベルで歩けるペースが少しずつ速くなってきます。

すると、やがて「ちょっと走ってみようかな」と、自然に思えるようになってきます！

通常、時速7㎞前後を境にして、ウォーキングとジョギングの負荷は入れ替わります。

時速7㎞（1㎞8分34秒ペース）くらいまではウォーキングのほうが楽なのに、それを超えると走ったほうが楽になるのです。

これは人間の骨格と動きの特性による、ウォーキングとジョギングの**「運動経済性」**（自動車の燃費のようなもの）の違いによるものです。ごく簡単にいうと、ウォーキングの燃費とランニングの燃費の入れ替わりが、時速7㎞前後ということです。

ジョギングに切りかえるタイミングは時速7kmくらい

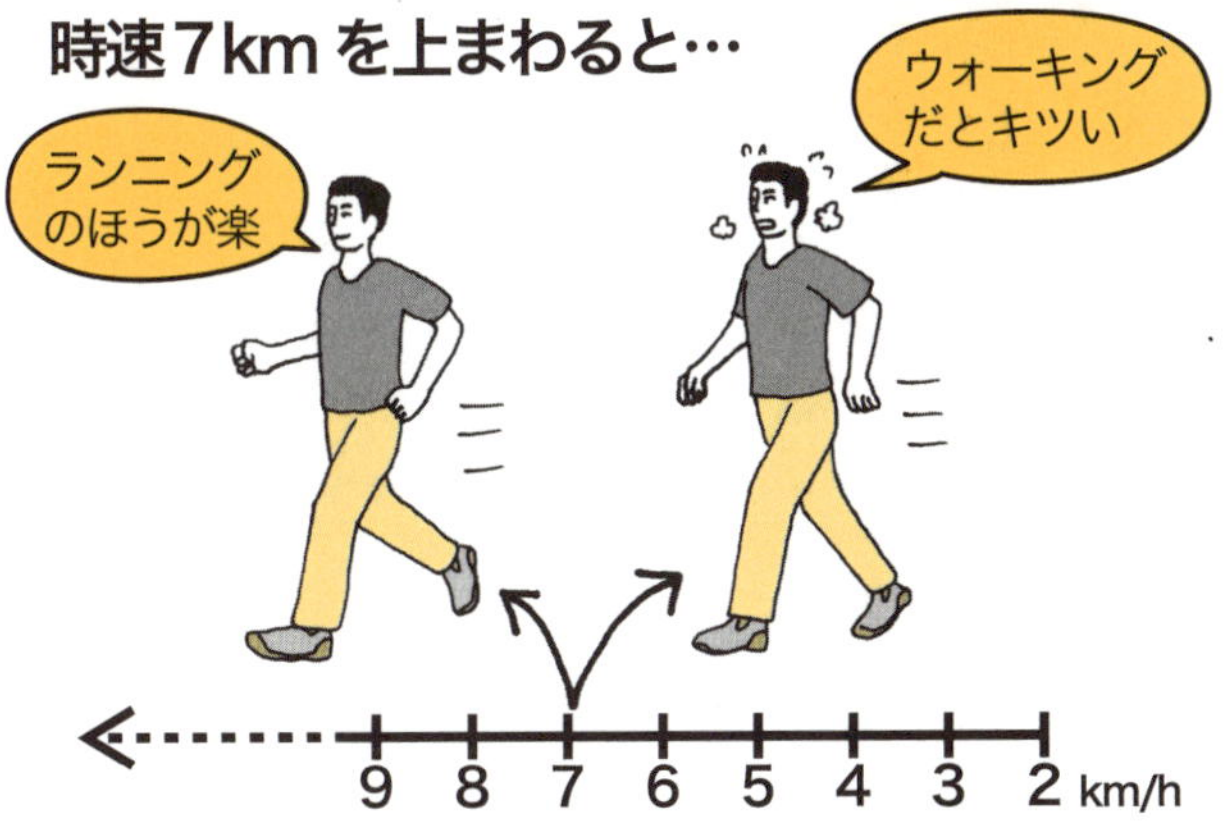
時速7kmを上まわると…
ウォーキングだとキツい
ランニングのほうが楽
9 8 7 6 5 4 3 2 km/h

ウォーキングの途中で「ちょっと走ってみようかな」と頭に浮かんだら、そのタイミングを逃さずに、ごくゆっくりとしたペースでいいので走り出してみてください！

決してゼイゼイハアハアと息が上がるまで頑張って走らないでください。

あくまでウォーキングの延長線上にある、時速7km（1km8分34秒ペース）をちょっと上まわる程度のペースに抑えましょう。

きっと、走ったときの気持ちよさを体感できるはずです！

そのタイミングでジョギングに目覚めたらしめたもの。ジョギングはウォーキングよりも運動強度が高く、筋肉や心肺機能に与えるインパクトが大きいので、より全身持久力が高まりやすいのです。

ウォーキングと同じく、ジョギングも段階的にステップアップしていきます。

もっとも、ジョギングはウォーキングと違って、片足で着地するので、片脚に全体重が乗っかってきます。そのたび片脚に体重の2～3倍もの着地衝撃がかかります。

頑張りすぎて急にペースアップしたり、一気に長時間走ったりすると、ヒザなどを痛めてしまう恐れがあるので注意が必要です。

ソウル五輪女子マラソンに日本代表として出場した浅井えり子さんは、著書『ゆっくり走れば速くなる』でスロージョギングの有効性について説いています。

トップアスリートだった浅井さんでも、歩いている人に追い抜かれるくらいの超スローペースのジョギングで基礎づくりをしていたそうです。

ジョギングをするなら、ケガを未然防止するためにも、ランニング専門店で実際に試し履きして、自分の足にフィットするシューズを買い求めたほうがいいです。

経験度や目的によっても適したシューズは異なりますから、くれぐれもネット通販で買わず、実店舗で店員さんと相談しながら、試し履きしたうえで買い求めてください。お気に入りのシューズを買うと、モチベーションアップにも一役買います！

近年は着地衝撃の少ない**「厚底シューズ」**がトレンドになっています。

ちなみに私のおすすめは、**『アディゼロ ボストン ブースト』**というシューズです。適度にクッション性が高く、ランニング初心者にもはきやすいと思います。

さて、ここからは5つのステップでジョギングをステップアップしていく方法を紹介しましょう。

ウォーキングと同様に、ジョギングも距離ではなく「時間」を基準にして、ごくゆっくりとしたペースから始めましょう！

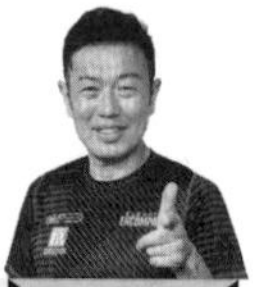

ジョギングを続ける5つのステップ

ステップ1 「30分×週2回」＋「速歩40分×週1回」

ウォーキングの最終ステップでは、40分の速歩ができるようになりました。その途中で走りたくなったら、そのタイミングを逃さず、軽く走ってみましょう！

走っていてつらさを感じたら、そのまま頑張らず、速歩にスイッチ。「走る⇩速歩」を「走る」が入るので30分だけ続けます。歩く時間と走る時間の割合は、とくに意識しなくていいです。これを週2回、その間に速歩のみ40分する日を設けましょう。

ジョギングのステップアップ・プログラム1
【モデルケース】

月曜	
火曜	「走る⇒速歩」の繰り返し（30分）
水曜	
木曜	速歩（40分）
金曜	
土曜	「走る⇒速歩」の繰り返し（30分）
日曜	

ジョギングがつらくなったら即、速歩にスイッチ！

ステップ2 「走る⇩速歩」の繰り返しを「30分×週3回」

ステップ2では「走る⇩速歩」を週2回⇩週3回に増やしましょう。その際、ステップ1のときよりも走る時間を増やすように心がけます。できれば、30分のうち半分は走るようにしてみます。

やり方は自由ですが、「5分走る⇩5分歩く×3セット」を目安にすると実践しやすいです。くれぐれも頑張りすぎてペースアップしすぎないように、あくまでもウォーキングの延長線上にある、時速7km（1km8分34秒ペース）をちょっと上まわる程度のペースに抑えましょう。

ジョギングのステップアップ・プログラム2
【モデルケース】

月曜	
火曜	「走る⇒速歩」の繰り返し（30分）
水曜	
木曜	「走る⇒速歩」の繰り返し（30分）
金曜	
土曜	「走る⇒速歩」の繰り返し（30分）
日曜	

「5分走る⇒5分歩く×3セット」にチャレンジ!

ステップ3「30分×週2回」＋「ジョギング30分×週1回」

ステップ3では「走る⇩速歩」の繰り返しを週3回⇩週2回に減らします。その分、走る時間はステップ2よりも長めにするように心がけます。理想的なのは、「5分歩く⇩20分走る⇩5分歩く」です。

週1回は30分間、足を止めずに走ってみます。ステップ2と同様、ごくゆっくりとしたペースでいいですし、慣れてきたらちょっとペースを上げていってもいいです。

自覚的に「ややきつい」、心拍数なら最大心拍数の60％までの強度で走ってください（くれぐれも頑張りすぎないように！）。

ジョギングのステップアップ・プログラム3
【モデルケース】

月曜	
火曜	「走る⇒速歩」の繰り返し（30分）
水曜	
木曜	「走る⇒速歩」の繰り返し（30分）
金曜	
土曜	ジョギング（30分）
日曜	

頑張りすぎない
ようにちょっと
だけペースアップ！

ステップ4 「30分×週1回」、「ジョギング30分×週2回」

ステップ4では、30分の「走る⇩速歩」の繰り返しを週2回⇩週1回に減らします。その分、30分のジョギングを週1回⇩週2回に増やします。

ジョギングの間はステップ3と同じように「走る⇩速歩」を繰り返して、疲労をためないようにケアします。

この「走る⇩速歩」がもどかしく感じるようになり、30分間通して走りたくなったら、最終ステップ5へステップアップしましょう!

ジョギングのステップアップ・プログラム4
【モデルケース】

月曜	
火曜	ジョギング(30分)
水曜	
木曜	「走る⇒速歩」の繰り返し(30分)
金曜	
土曜	ジョギング(30分)
日曜	

週2回のジョギングにチャレンジ!

ステップ5 「ジョギング30分×週3回」

最終のステップ5では、週3回30分のジョギングをしましょう。3日連続して走ると疲労がたまりやすいので、中1日は空けて疲労回復に努めてください。

ここまできたら堂々たるランナーです！これで物足りなく感じたら、頻度を増やすのではなく、1回あたりのジョギングの時間を5分ずつ延ばしていきましょう。

健康づくりが目的なら1回あたり60分までがいいです。走る時間（≒距離）が延びるほど、ケガのリスクも増すからです。

ジョギングのステップアップ・プログラム5
【モデルケース】

月曜	
火曜	ジョギング（30分）
水曜	
木曜	ジョギング（30分）
金曜	
土曜	ジョギング（30分）
日曜	

30分走れるようになったら5分ずつ延ばして60分を目指そう！

運動前のストレッチは必要なし　大切なのは筋肉を温めること

一般的に運動をする前には準備体操をする必要があるとされています。

この準備体操について、勘違いしている人がとても多いです。準備運動をする狙いの1つは、全身の血流をうながして体温（正確には筋肉の温度である「筋温」）を上げることにあります。

だからこそ、準備運動は「**ウォームアップ**」（温めること）と呼ばれるのです。

激しいトレーニングをするアスリートにはウォームアップが必要なのですが、一般の方が体力づくりのためにするウォーキングやジョギング程度であれば、特別なウォームアップは必要ありません。

そもそもウォーキングやジョギングといった軽い有酸素運動そのものが、ウォームアップとなって血流をうながし、筋温を上げてくれます。

それでも、運動開始前は筋肉と関節の動きが硬くなっていますから、始めのうちは普通の歩幅とペースで足慣らしをします。そこから歩幅とペースを徐々に広げて（上げて）、体力レベルに応じた速歩やジョギングまで持っていくようにしましょう。

早朝にウォーキングやジョギングをするときは、このウォームアップの時間をいつもより少し長めにするといいです。

起き抜けは体温が低めなので、筋肉が温まって運動の準備が整うまでに、長めに時間を要するからです。

ウォーキングでもジョギングでも、大事なのは運動前より運動後の整理運動（クールダウン）です。

アスリートのクールダウンにはいくつかの方法がありますが、なかでも一般の方にぜひやってもらいたいのは、**「静的ストレッチ」（スタティック・ストレッチング）**です。

ストレッチには全身をダイナミックに動かして反動を使う**「動的ストレッチ」（ダイナミック・ストレッチング）**もありますが、クールダウンのときには反動を使わないで筋肉を静かにじわじわと伸ばす静的ストレッチが有効です。

筋肉は収縮する（縮まる）ときに力を発揮しますが、運動を終えても筋肉はしばらく興奮しているので、収縮モードのままで緊張し続けています。

この筋肉の緊張をオフにしてあげないと、疲労回復が遅れたり筋肉の張りや硬さ、痛みなどの不調につながったりします。

運動後の静的ストレッチは、筋肉の緊張をオフにして弛緩《しかん》させ（ゆるめて）、柔軟性を回復させてくれる効果があります。

運動後に何もケアをしてあげないと、筋肉の緊張が解除されず、柔軟性がダウンしてしまうのです。

すると、ウォーキングやジョギングでストライドを延ばしたり、思ったようにペースアップできなくなったりして、有酸素運動の効果が落ちてしまいます。

ストレッチは運動後に1部位20〜30秒がベスト

どこからか間違った情報が伝わったのでしょう。私のクライアントにも「ストレッチは運動前にやるもの」と思い込んでいる人がとても多いです。

運動前に静的ストレッチをするのは、プラスどころかマイナスに作用します！

筋肉が十分に温まっていない状態で伸ばそうとすると、筋肉を構成する**「筋線維《きんせんい》」（筋肉の細胞＝108ページ参照）**をミクロの単位で痛めてしまうからです。

運動前にやるべきなのは、静的ストレッチではなく動的ストレッチのほうです。

動的ストレッチは、筋肉と関節をダイナミックに動かすので、筋肉を温める効果があります**（静的ストレッチに筋肉を温める効果はあまり期待できません）。**

余裕があれば、動的ストレッチをしてからウォーキングやジョギングをしたほうがいいのですが、手間を増やしたために、せっかくの運動習慣が途絶えてしまっては逆効果です。だからあえて私は、一般の方には「ウォーキングやジョギングにはウォームアップは必要ありません」と指導しているのです。

さて、ウォーキングやジョギングの主力となる下半身の筋肉をケアする静的ストレッチを5つ紹介しましょう。筋肉は温まっているほうが伸びやすいので、ウォーキングやジョギングを終えて、まだ体がポカポカしているときか、お風呂上がりで体が温まっているときにやると効果的です。

静的ストレッチは、長ければ長いほど効果があるわけではありません。1部位あたり20～30秒がベストです。1回あたりの時間を長くするのではなく、回数を増やして20～30秒を2～3セットやると、よりいっそう効果的です。

これから紹介する静的ストレッチは立っている姿勢から始めて、次いで椅子に座り、最後は床で仰向けになってやりましょう。

ウォーキングやジョギングのあとに効果的な5つの静的ストレッチ

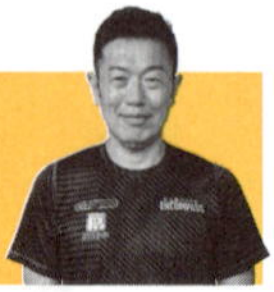

太もも前側（大《だい》腿《たい》四《し》頭《とう》筋《きん》）のストレッチ

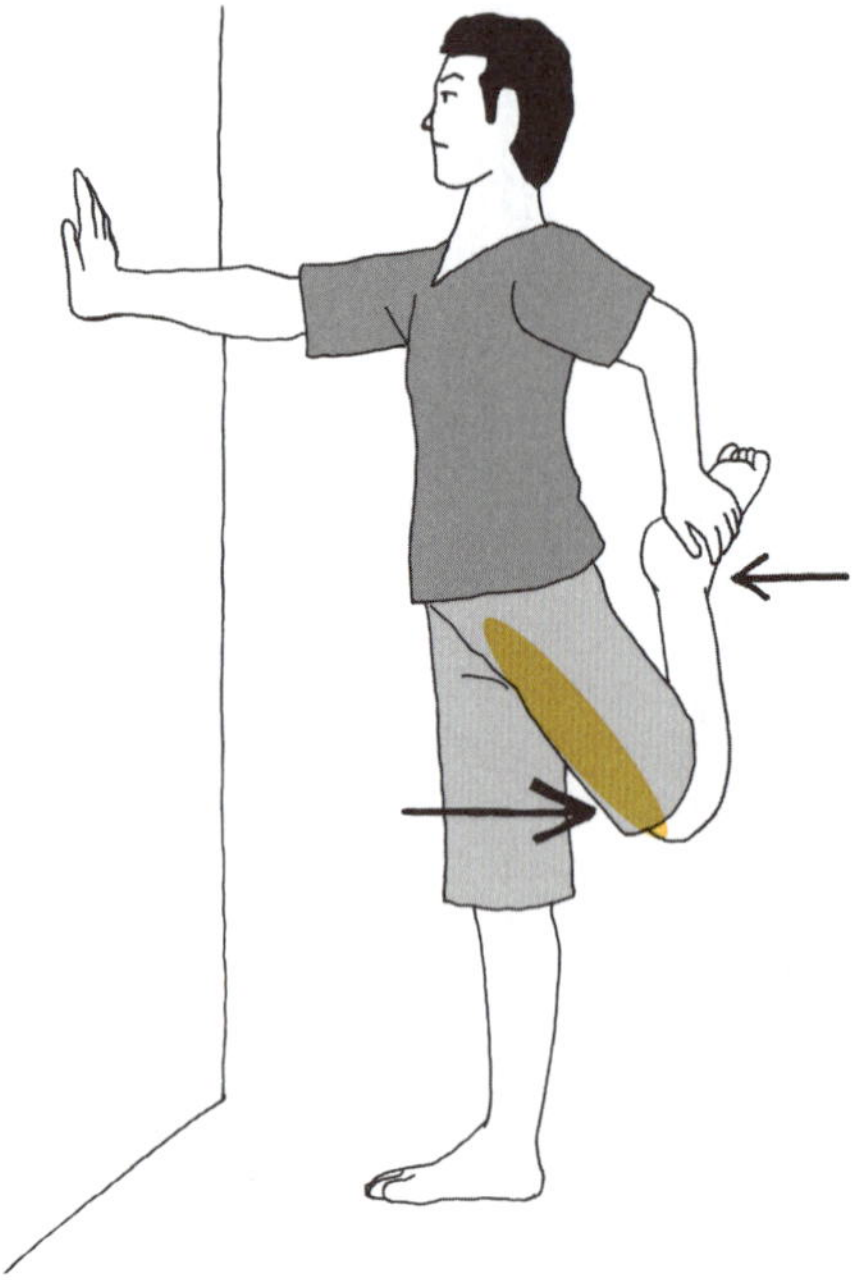

①右手を壁についてまっすぐ立つ
②左ヒザを曲げ、左手で左足の甲を持ち、かかとをお尻に近づけながら、ヒザを真後ろにまっすぐ引いてキープ（太もも前側の真ん中を伸ばす）
③かかとを左のお尻横に引き寄せてキープ（太もも前側の内側を伸ばす）
④最後は左手を壁について、右手で左足の甲を持ち、かかとを右のお尻に引き寄せながらヒザを外側に向けてキープ（太もも前側の外側を伸ばす）
――以上、左右を替えて同様に（右側からでもOK＝以下同）

ふくらはぎ（下腿三頭筋《かたいさんとうきん》）のストレッチ

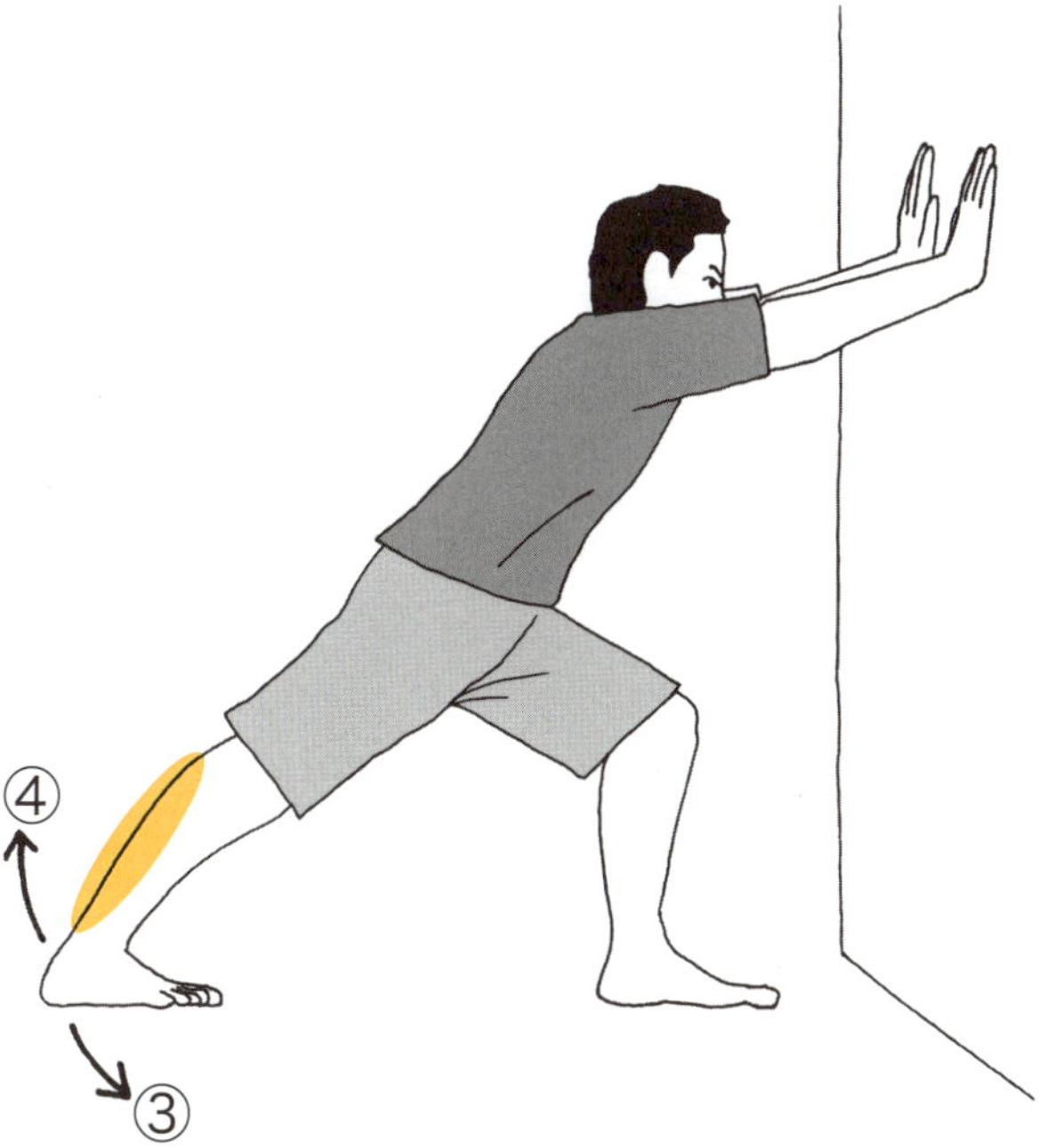

①両手を壁についてまっすぐ立ち、右脚を大股1歩分後ろに引く
②左脚のヒザを軽く曲げて、右足のかかとを床につけ、ふくらはぎの真ん中を伸ばす
③右足のかかとを外側に向けて床につけて、ふくらはぎの内側を伸ばす
④最後に右足のかかとを内側に向けて床につけて、ふくらはぎの外側を伸ばす
——以上、左右を替えて同様に

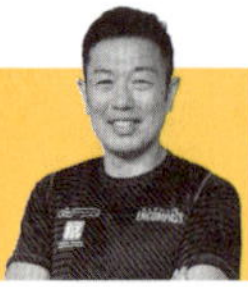

お尻（大臀筋《だいでんきん》）のストレッチ

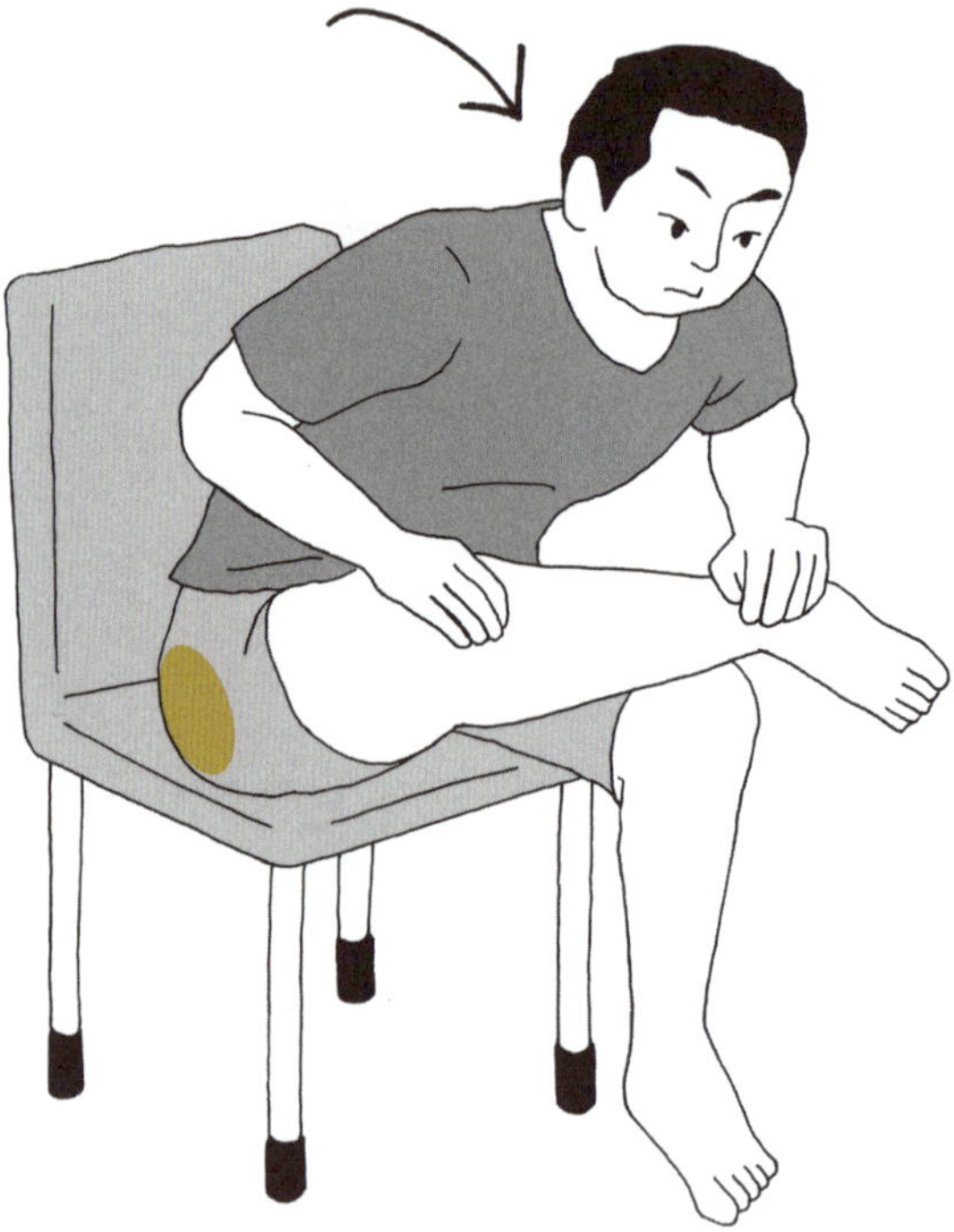

①椅子に座り、左ヒザに右足首の外側を乗せる
②左手で右足首、右手で右ヒザを持ち、右脚のすねを両肩と平行にする
③胸をすねに近づけるように前傾し、右側のお尻の真ん中を伸ばす
――以上、左右を替えて同様に

すね（前脛骨筋《ぜんけいこつきん》）のストレッチ

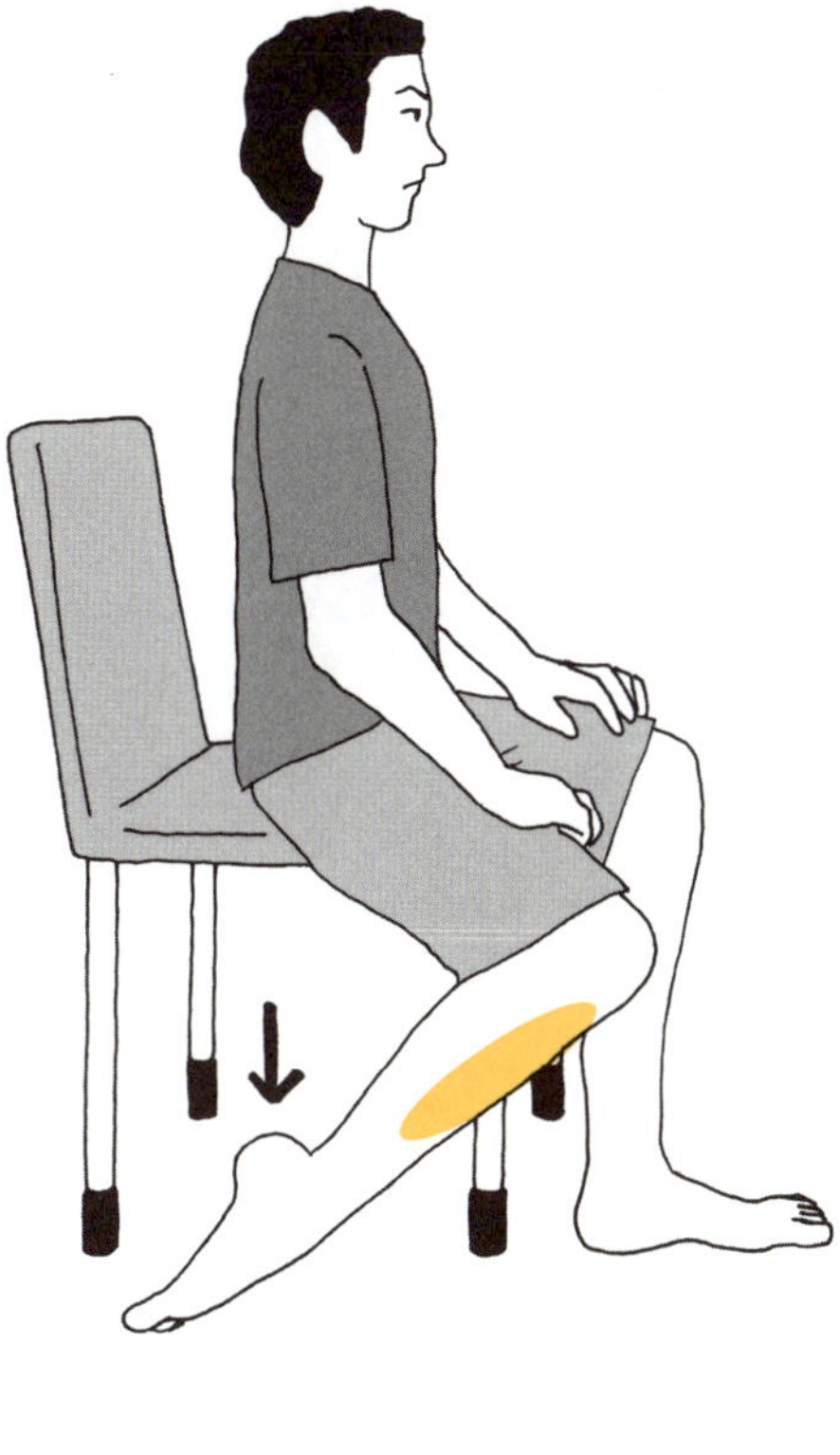

①椅子に浅めに座り、右側のお尻を座面から出す
②右足を後ろに引き、右足の甲を床に押しつけながら、右側のすねを伸ばす
——以上、左右を替えて同様に

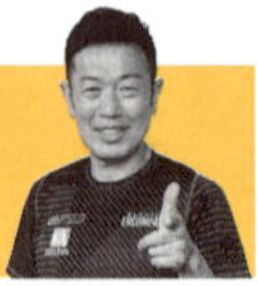

太もも後ろ側(ハムストリングス)のストレッチ

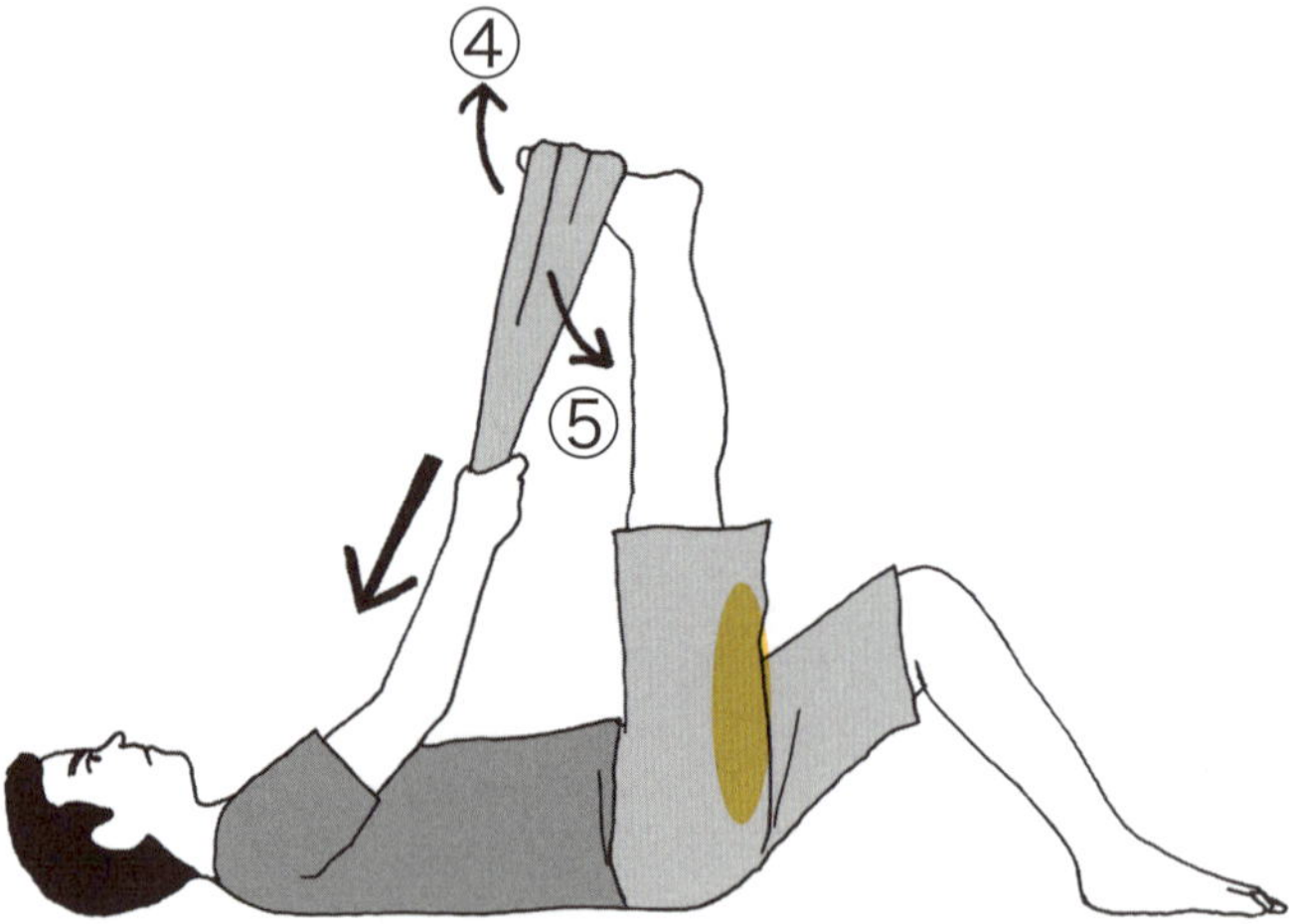

①床で仰向けになり、右足のつま先にタオルをまわし、両手で持つ
②左ヒザを立て、右ヒザを軽く曲げておく
③つま先を正面に向けてタオルを引き寄せ、太もも後ろ側の真ん中を伸ばす
④右足のつま先を内側に向けてタオルを引き寄せ、太もも後ろ側の外側を伸ばす
⑤右足のつま先を外側に向けてタオルを引き寄せ、太もも後ろ側の内側を伸ばす
——以上、左右を替えて同様に

第1章のまとめ

- □ 有酸素運動で全身持久力（スタミナ）がつく
- □ 通勤や買い物で寄り道して歩くことから始める
- □ ウォーキングの歩幅は身長の半分が目安
- □ 息が切れない「ややきつい」ペースの速歩がベスト
- □ あえて笑顔で会話ができるくらいのペースに抑える
- □ 距離ではなく「時間」をベースにする
- □ 運動強度が高いほど運動効果が高いわけではない
- □ 目標心拍数は毎分130拍くらいを目安に
- □ ウォーキングの途中でちょっと走ってみる
- □ 静的ストレッチは運動前ではなく運動後に

リバウンドなしで確実に痩せられる

ウォーキングやジョギングなどの有酸素運動の第一にあげられるメリットは、**「ダイエット効果」**です。

「ややきつい」もしくは「最大心拍数60〜80%レベル」の有酸素運動は、酸素を介して無駄な体脂肪を燃やす効果が高いのです。

かつては「有酸素運動を20分続けないと体脂肪は燃えない」といわれましたが、それは明らかなフェイクニュースです（笑）。

5分でも10分でも体脂肪は燃えます。

30分のウォーキングでも、10分×3回のウォーキングでも、理論上、燃える体脂肪の量は同じです。

〝20分説〟が広まったのは、「20分も時間はないから有酸素運動ができない」という、運動をしないための言い訳に使われたのかもしれませんね。

有酸素運動でどのくらい痩せられるか簡単にシミュレーションしてみましょう。

ウォーキングやジョギングの消費カロリーは、「体重（kg）×移動距離（km）＝消費カロリー（kcal）」という非常にシンプルな公式で概算できます。

たとえば、体重70kgの人が4km歩いたり走ったりすると、「70kg×4km＝280kcal」を消費するということです。仮に体重70kgで週4回×4km速歩するなら、

1週間の総消費カロリーは「1120kcal」になります。
「体脂肪は1kgあたり7200kcal」ですから、単純計算で6.5週間あれば体脂肪換算で1kg痩せられます。

1年3か月ほどコツコツと有酸素運動を続けていると、10kg痩せられる計算です。

体重が落ちて身軽になると、運動量も増やせるので、1年も経たないうちに10kgの減量に成功することも考えられます。

人によっては「ずいぶん長丁場だなあ」という感想を持つかもしれませんが、有酸素運動で痩せる大きなメリットは、「リバウンド」の心配がほとんどないという点にあります。

食事量を大幅に抑えるカロリー制限ダイエットでは、一時的に体重が減ってもリバウンドを起こしてしまいます。

摂取カロリーを減らしすぎると筋肉量が落ちるために「基礎《きそ》代謝《たいしゃ》」（88ページ参照）が下がり、消費カロリーが減ってしまうので、結局はリバウンドを起こしやすいのです。

有酸素運動で体重が落ちれば、筋肉量が増えて基礎代謝は上がるので、カロリー制限ダイエットのようなリバウンドは起こりにくいです！

第2章

スロースクワットで衰えやすい下半身を鍛える

なにも運動しないと筋肉が年0.5〜1%減っていく

「疲れやすくなった」「太りやすくなった」「姿勢が悪くなった」

年齢を重ねるとともに、こうした悩みを抱える人が増えてきます。

そうした背景にあるのは**「筋肉の衰え」**、もっというなら**「筋肉の減少」**です。

疲れやすくなったのは、筋肉が減ってしまったため、少ない筋肉で運動をこなしたり、体重を支えたりしなくてはならなくなったからです。

職場の合理化で働く人が減らされたら、残った人の作業量が増えて疲れやすくなるのと同じ理屈です。

太りやすくなったのも、筋肉の減少が影響しています。

背中の筋肉が衰えると猫背になりやすい

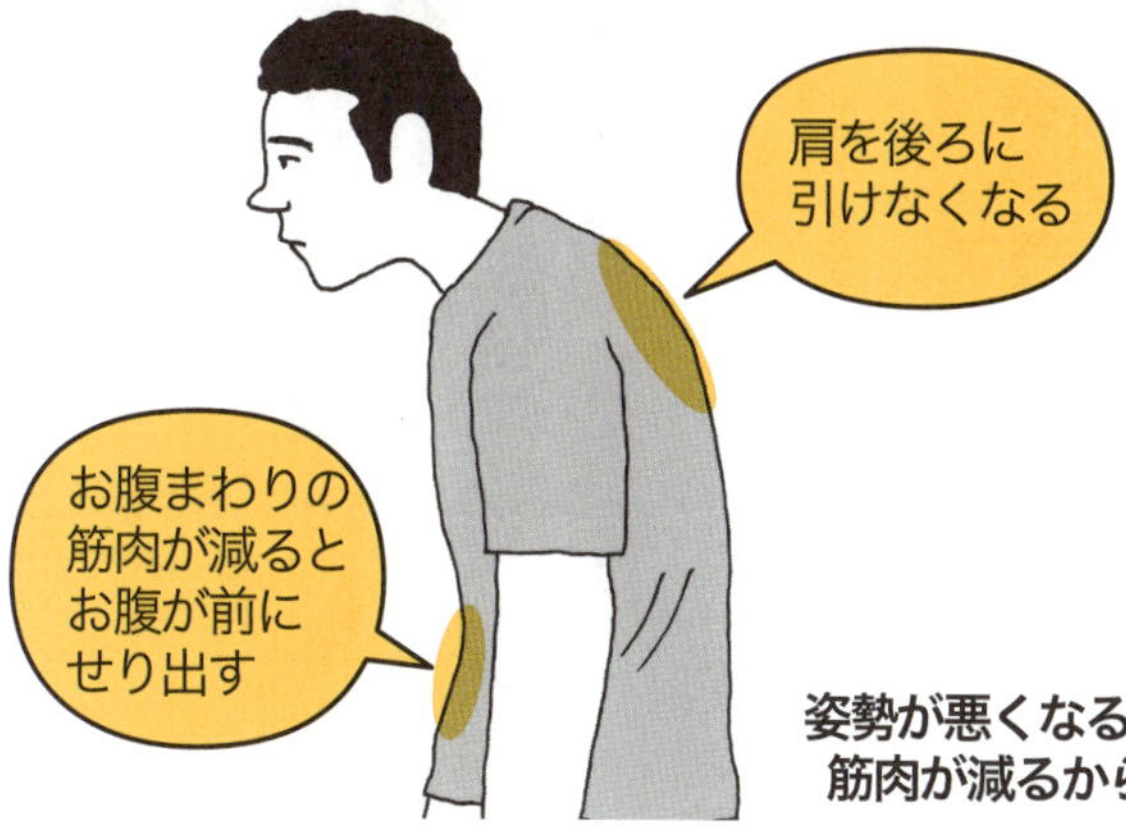

筋肉が減ると消費カロリーが減り、食べすぎていなくても太りやすくなるのです。中年太りの要因にも筋肉の減少があるのです。

姿勢が悪くなるのも、筋肉の減少による影響です。

背中の筋肉が衰えると、肩を後ろに引けなくなり、猫背になりやすいです。

お腹まわりの筋肉が減ると「**腹圧**《ふくあつ》」が下がり、お腹が前にせり出して、腰が落ちてガニ股になり、ヒザも曲がりやすくなります。

脚の内側にある筋肉（**内転筋群**《ないてんきんぐん》）が弱まることも、ガニ股の一因です。

こうした筋肉の減少を多くの人は「年をとると自然になる」となかば諦《あきら》めがちです。

でも、筋肉は年をとるから減るのではありません。

「筋肉は使わないから減る」のです。


筋肉は、全身でいちばん新陳代謝が活発な組織の1つです。

筋肉はつねに「分解」と「合成」を繰り返して、およそ2か月間ですっかり入れ替わるのです。

運動不足で筋肉を使わないと、分解されるほうが合成されるほうを上まわって、筋肉はどんどん痩せ細っていきます。


たとえば、片脚を骨折して、ギプスで固定した生活をしばらく続けたとします。その後、骨折が治ってギプスをはずすと、骨折して動かせなかったほうの脚は、健康な脚と比べて明らかに痩せ細っています。これと同じことが、運動不足だと起こるのです。

これといった運動をしないと、20代後半から筋肉は年間0.5〜1％の割合で減り続けるといわれています。

私は日々の指導の現場で、年齢よりも運動不足のほうが、筋肉の衰えに、はるかに大きな影響を与えていると痛感しています！

運動をせずにカロリー制限ダイエットをしている10代後半のある女性モデルさんは、腕立て伏せが1回もできませんでした。腕や胸の筋肉が、かなり衰えている証拠です。

一方で定期的にトレーニングをしている60代女性で、腕立て伏せを20回以上平気でこなせる人もいます。

筋トレをすると、たとえ80歳でも90歳でも筋肉は大きくなることがわかっています。

そして筋肉を増やしてあげれば、「疲れやすい」「太りやすい」「姿勢が悪い」といった悩みも解消されやすいのです。

「老化は足腰から」下半身から真っ先に衰える

私たちの体には、**600を超える筋肉**があります。

そのうち、とくに衰えやすいのは下半身の筋肉です。

「老化は足腰から」といわれますが、運動不足の生活を続けていると、**足腰の筋肉は30〜80歳の間で半分になる**ことすらあります。


下半身の筋肉が衰えやすいのは、お尻や太ももなど下半身の筋肉が、大きくて力持ちだからです。

「力持ちの大きな筋肉だから衰えやすい?」と不思議に思ったかもしれませんね。

大事なポイントなので、ちょっと詳しくお話しましょう。

お尻や太ももなど下半身の筋肉が大きくて力持ちなのは、全身の体重を支えながら、立ったり歩いたり走ったりするためです。お尻や太ももなど下半身の筋肉と比べれば、腕など上半身の筋肉は小さいことがわかります。

筋肉を鍛えるには、通常を上まわる負荷が求められます。これは専門的には**「過負荷の原則」**と呼ばれます。もともと大きくて力持ちの下半身の筋肉を鍛えるには、その強さに応じた大きな負荷（過負荷）を加えなければなりません。

ところが、です。**私たちの身のまわりは、下半身の大きな筋肉をできるだけ使わなくて済むような環境が整っています。**

駅やオフィスやデパート、それにマンションに至るまで、階段を避けてエスカレーターやエレベーターに乗れば、下半身の筋肉を使わずに済みます。わざわざ買い物に出かけなくても、ネット通販で注文すれば、重たい荷物は宅配業者が自宅まで届けてくれます。

公共交通機関が発達していない地方では、どこへ行くにも自家用車を使うため、歩く機会すら少ない状態です。

オーストラリアのシドニー大学が世界20か国の成人を対象に、座っている時間を尋ねたところ、日本人の平均値は1日7時間と最長レベルでした。全体の平均値である5時間より2時間も長かったのです（Bauman et al.Am J Prev Med. 2011）。

座ったままだと、下半身はほぼ使われません。

「ニート」（NEAT）という言葉をご存じでしょうか？

ニートとは、立ったり座ったり、階段の上り下り、家事、オフィスワークなど、「運動」とは呼ばないような日常生活でのエネルギー代謝のこと。その多くは下半身が担います。

私たちが食べたものは、体内で消化・吸収されて、さまざまな活動に必要な栄養素に変わり、活動エネルギーを供給します。

1日に消費するエネルギー代謝のうち、もっとも多いのは生命維持のための**「基礎代謝」（60〜70%）**。その次に大きいのが**ニート（20〜30%）**です。

日常生活での活動は意外に運動効果がある

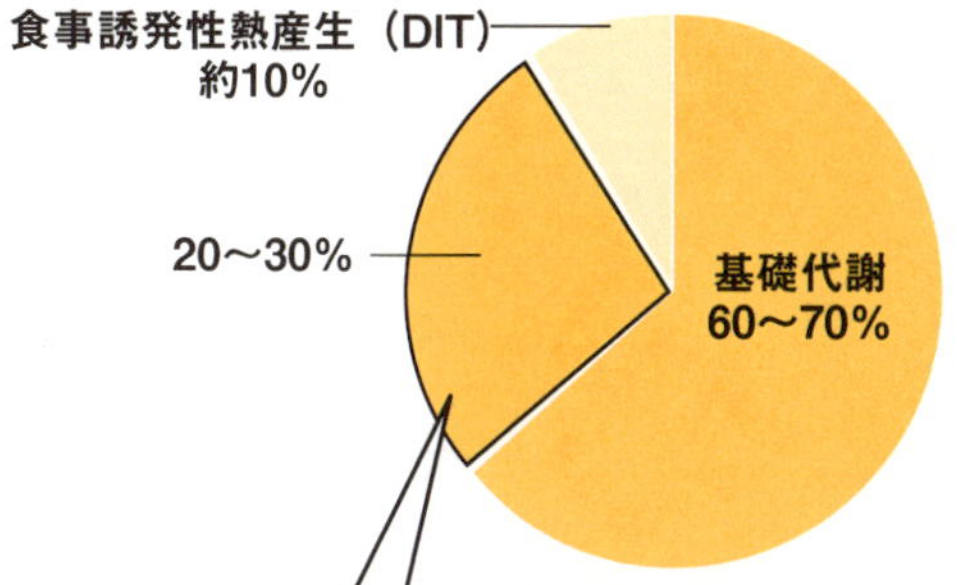

NEAT（非運動性身体活動時代謝）

結構大事！

立ったり歩いたり、階段の上り下りなど「運動」とは呼ばないような日常生活で消費されるエネルギーのこと

日ごろ歩いたり階段を上ったり下ったりする機会が減るとニートが減り、太りやすくなります。逆に、下半身を使う機会を増やすとニートが増え、消費エネルギーが底上げされてダイエット効果も得られます。

下半身の筋肉に比べて上半身の筋肉は小さく非力なので、バッグを持つ、荷物を持つ、タオルを絞るといった日常的な動作でも、知らず知らずのうちに筋トレになっています。だから、下半身に比べて衰えにくいのです。

実際、上半身の筋力の指針の1つになっている「握力」は、他の筋力と比べて加齢による落ち込みは少ないです（スポーツ庁『平成29年 体力・運動能力調査』より）。

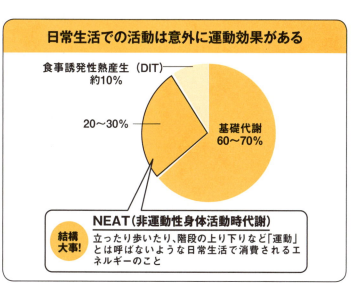

下半身の衰えが招く
ロコモティブシンドローム

下半身の筋力低下を放置すると、太りやすくなるだけでなく、**「ロコモティブシンドローム」（通称・ロコモ）**のリスクが高まります。

ロコモとは、「筋肉・関節・骨などの運動器が衰えて移動能力が落ち、自立した日常生活が困難になって要介護になるリスクが高まった状態です。

「要介護なんてまだまだ先の話」と油断している人がほとんどでしょうが、**ロコモとロコモ予備群を合わせると、40歳以上の5人に4人に上るという報告もあります。**

運動不足の自覚がある人にとって、ロコモは他人事ではありません。

〝いまそこにある危機〟なのです！

次ページのリストで、自分がロコモかどうかをセルフチェックしてみましょう。

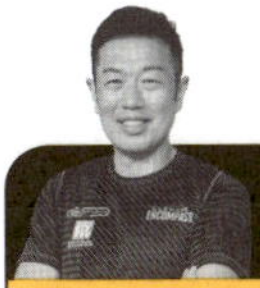

ロコモティブシンドロームをセルフチェック！

- □ ここ5年以上、運動らしい運動をほとんどしていない
- □ 片脚立ちで靴下がはけない
- □ 階段を上がるときに手すりに頼りたくなる
- □ ほぼ毎日、自動車で通勤・買い物をしている
- □ 自宅でも仕事場でも座っている時間が長い
- □ 階段よりエスカレーターやエレベーターを優先的に使っている

いかがでしょうか？　1つでも心あたりがある人は油断は禁物です。次ページの「ロコモ度テスト」を試してみてください。

台に座った状態から、片脚でグラつかずに立ち上がれるかどうかをテストします（日本整形外科学会による「ロコモ度テスト」とその基準値から一部抜粋）。

台が低ければ低いほど難度は上がりますが、年齢別の台の高さの目安は、次ページの通りです。

「椅子から立ち上がれない」
「すぐにグラついて姿勢が保てない」
「伸ばした足が床についてしまう」

こんな人はロコモ予備群かもしれません。

ロコモになる可能性を判定する「立ちあがりテスト」

①左右どちらかの脚を上げる

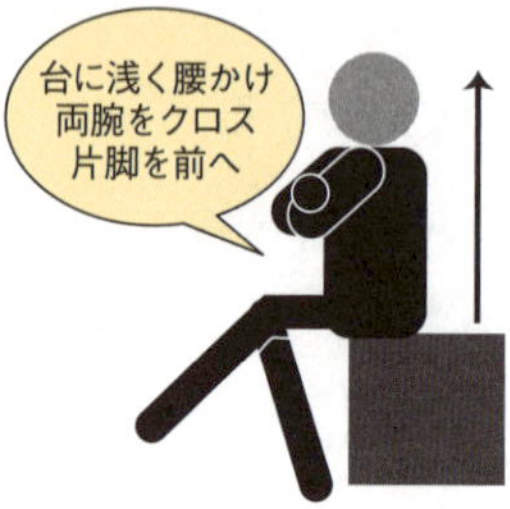
台に浅く腰かけ
両腕をクロス
片脚を前へ

②反動をつけずに立ち上がる

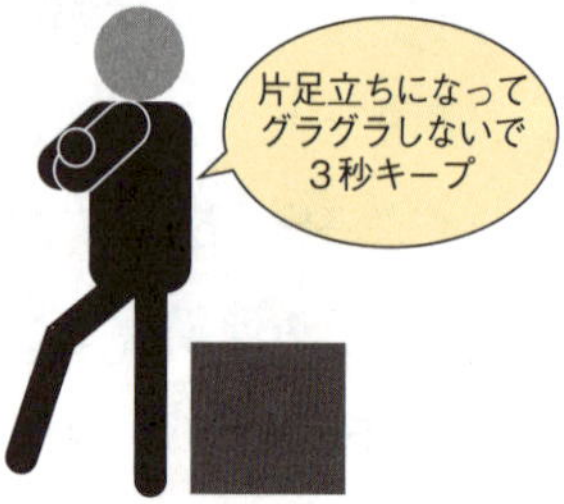
片足立ちになって
グラグラしないで
3秒キープ

測定結果

左右ともに片脚で立ち上がれた一番低い台の高さ

判定方法

測定結果が各年代で立ち上がれる台の高さかそれより低い場合、年齢相応の脚力を維持していると判定

片脚立ちテストで使う台の高さ（70歳以降は両脚）

年齢	男性	女性
20～29歳	20cm	30cm
30～39歳	30cm	40cm
40～49歳	40cm	40cm
50～59歳	40cm	40cm
60～69歳	40cm	40cm
70歳～（両脚）	10cm	10cm

階段の上り下りで筋トレ「3アップ・4ダウン」

ロコモ度テストで下半身の衰えを実感した人も、そうでない人も、日ごろの生活で下半身の筋肉を鍛える習慣をとり入れてみましょう。

手っとり早くて効果が高いのは、**「階段」**を使うことです。駅やオフィスやデパートで、エスカレーターやエレベーターをなるべく使わないようにするだけです。

駅の上りエスカレーターで、とても長い行列をつくって並んでいる人たちを見かけることがありますが、そのすぐ横を見るとガラ空きの階段があったりします。

長い行列に並んでまで、そんなにもエスカレーターに乗りたいのでしょうか？

すぐ横にある階段を上ればサクサク移動できるうえに、筋トレにもなるのです。

階段の上り下りは、安静時の3～4倍ものエネルギーを消費する立派な運動です！

階段を上ったり下ったりしているときは、〝片脚立ち〟で全体重を支える瞬間があります。
通常は両脚で体重を支えているので、負荷は一気に2倍になります。
片脚で姿勢を完璧に保とうとするだけでも、下半身の筋トレになるのです。

階段の上りと下りでは、使っている筋肉と下半身へのトレーニング効果が異なります。

階段の上りでは、お尻の「大臀筋《だいでんきん》」と、太もも後ろ側の「ハムストリングス」が鍛えられます。

いずれも脚のつけ根である「**股関節**」を伸ばすとき（脚を後ろに上げるような動き）に働いている筋肉です。

階段を上るときには、ヒザを伸ばすのではなく、股関節を伸ばすような意識を持つとよりトレーニング効果が高まります。

階段の下りでは、太もも前側の「大腿四頭筋《だいたいしとうきん》」が鍛えられます。

下半身を筋トレする正しい階段の上り方・下り方

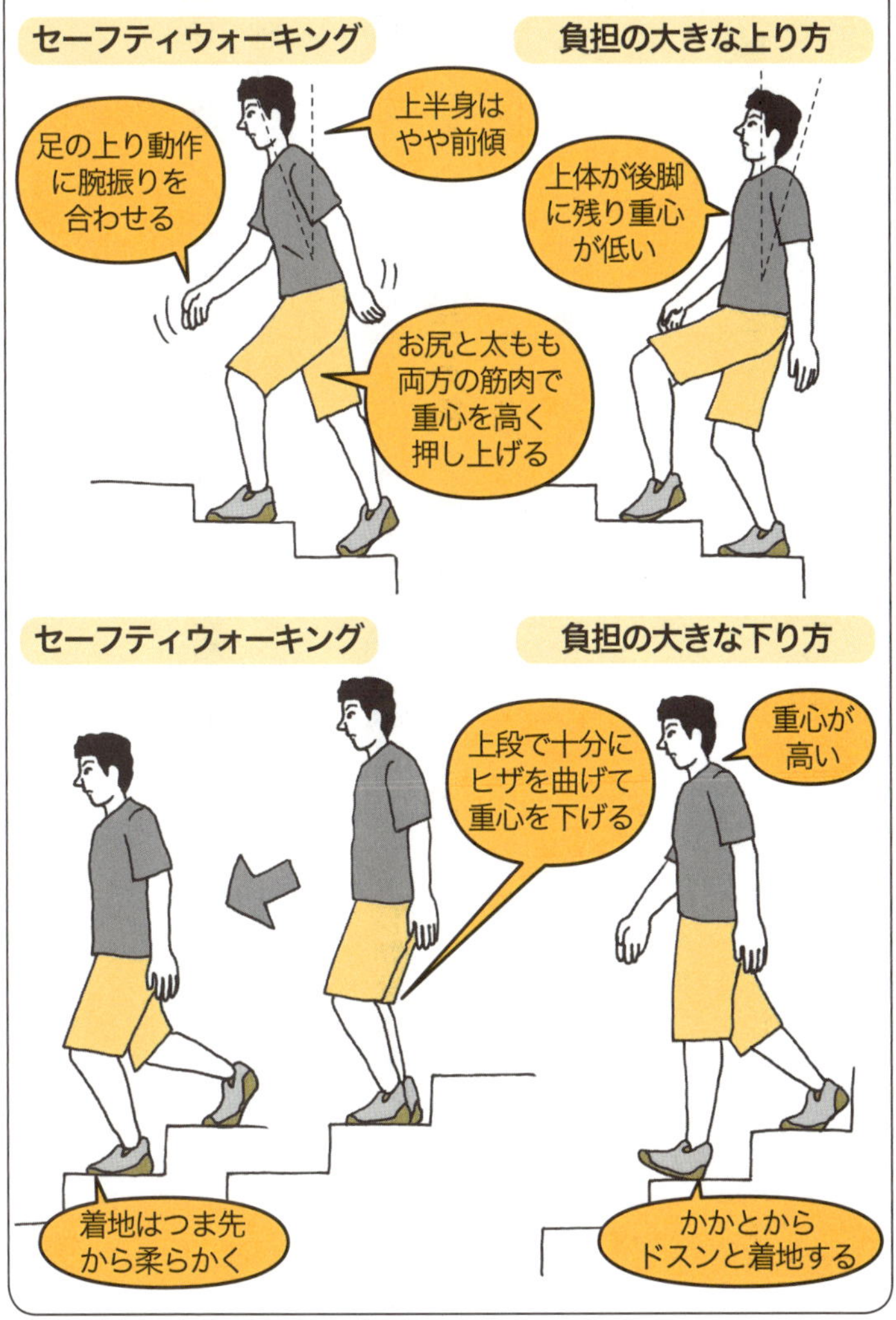
セーフティウォーキング
足の上り動作に腕振りを合わせる
上半身はやや前傾
お尻と太もも両方の筋肉で重心を高く押し上げる
負担の大きな上り方
上体が後脚に残り重心が低い
セーフティウォーキング
上段で十分にヒザを曲げて重心を下げる
着地はつま先から柔らかく
負担の大きな下り方
重心が高い
かかとからドスンと着地する

大腿四頭筋は、1歩ごとに筋肉の長さが変わらない**「アイソメトリック収縮」**をして着地衝撃を吸収しています。

片脚立ちになったとき、反対側の骨盤が落ち込まないように保ってくれています。**上りでも下りでも鍛えられるのは、お尻の横にある「中臀筋《ちゅうでんきん》」です。**

階段の上りと下りを比較してみると、実は下りのほうが筋トレ効果は高いです。それは高いところから、ある程度の勢いをつけて着地するからです。

上りより下りのほうが運動効果は優れているといえますが、運動と無縁の生活をしている高齢者には、刺激が強すぎる恐れもあります。

その場合、始めのうちは上りだけにして、下りはエスカレーターやエレベーターを使ったほうがいいです。

階段の上りで少しずつ下半身の筋力がアップしたら、手すりに手を添えて安全を確保しながら、下りでも階段を利用するようにしましょう。

足腰に不安のない世代なら、「3アップ・4ダウン」を合言葉に、上りも下りも階段をフル活用！

オフィス内の移動などは3階以内なら階段で上り、4階以内なら階段で下りましょう。

下半身の筋力がついてきたら、「4アップ・5ダウン」「5アップ・6ダウン」と徐々にステップアップしていきます。

毎回階段を使うのがつらいと感じるのなら、月・水・金は階段を使うといった具合に、自分なりのルールを決めるといいです。

階段トレで下半身が鍛えられてきたら、やがて全日を通して、普通に階段を上り下りできるようになってきます。

スロースクワット&ランジで下半身の大きな筋肉を鍛えよう

自宅で下半身を鍛えるなら**「スロースクワット」**と**「スローランジ」**がおすすめです。どちらも下半身の筋肉をまとめて鍛えられます。

「スクワット」はその場でしゃがむ運動、「ランジ」は片脚を大きく踏み出す運動です。

シンプルな運動ながら、「股関節」「膝《しつ》関節」「足関節」という〝下半身の3大関節〟を動かしつつ、お尻の「大臀筋《だいでんきん》」「中臀筋《ちゅうでんきん》」、太もも前側の「大腿四頭筋《だいたいしとうきん》」、太もも後ろ側の「ハムストリングス」といった下半身の筋肉を効率よく一度に鍛えられます。

スクワットとランジの効果を高める秘訣は、4カウント（約4秒）でゆっくりとしゃがみ込み、4カウント（約4秒）でゆっくりともとの姿勢に戻る〝スロースタイル〟です。

ゆっくりと動くことで筋肉に負荷を与える時間が長くなるので、弱った筋肉をじわじわと強化して、筋肉量アップへと導く効果が高いのです。

それでは、5つのステップで下半身の筋肉を強化する方法を紹介します。いずれも**15~20回×2~3セット**を目安に**週2~3回**やってみましょう。セット間には**60秒ほどの休憩（インターバル）**を入れて、筋肉を少し休ませながらやってください。

次ページのステップ1からスタートして、所定の回数を楽にこなせるようになったら、次のステップへと進んでいきましょう。

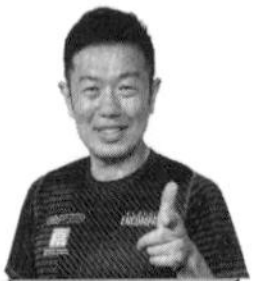

5つのステップで下半身を鍛えるスロースクワット&スローランジ

ステップ1　椅子を使ったスクワット

①椅子の後ろに立ち、背もたれに両手を置いて、両脚を肩幅よりも広めに開き、つま先を外側に向ける

②背すじを伸ばして胸を張り、後ろの椅子に腰掛けるように、お尻を後ろに引いて1、2、3、4と4カウントで、ヒザが90度曲がるまでしゃがむ（しゃがんだときにヒザがつま先より前に出ないように）

③5、6、7、8と4カウントで、もとに戻る

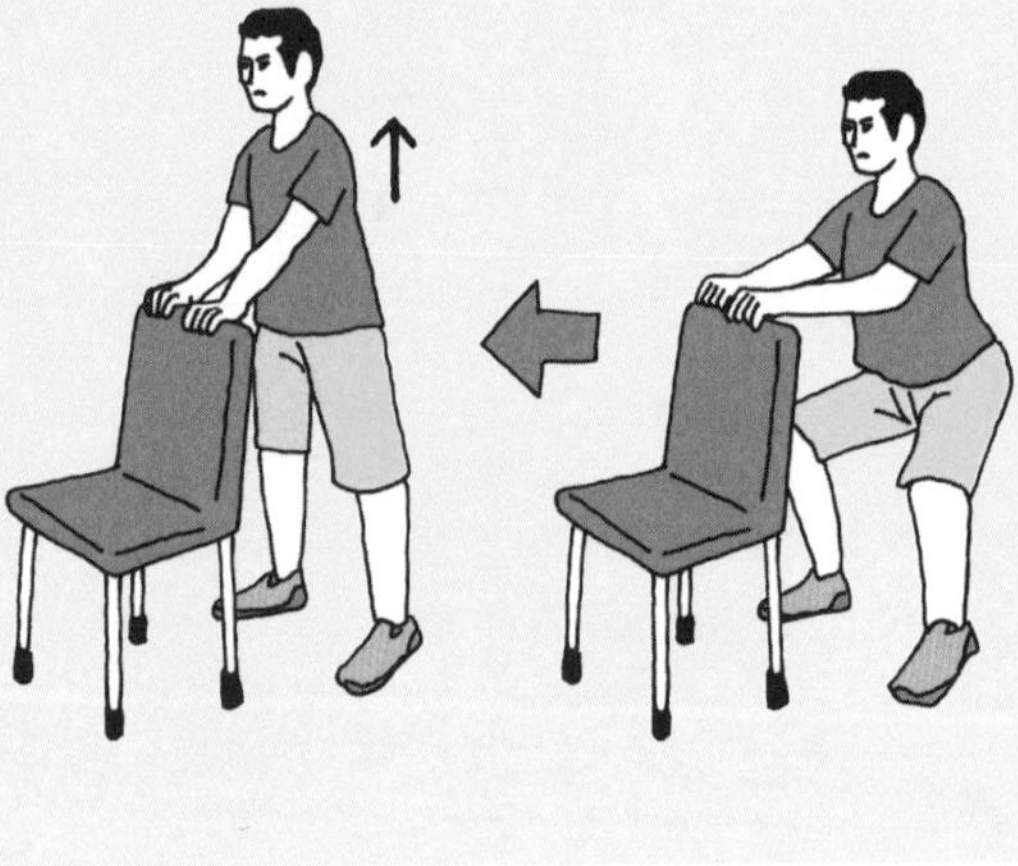

ステップ2 相撲《すもう》スクワット

①両足を大股1歩分、左右に開いて立つ

②1.5～2ℓサイズのペットボトルの上部を両手で持ち、真下に下げる

③つま先を外側に向け、背すじを伸ばして胸を張ったまま、相撲の蹲踞《そんきょ》をするように、1、2、3、4と4カウントでヒザが90度曲がるまでしゃがむ

④ペットボトルを床から引き抜くイメージで、両足で床を強く踏んで5、6、7、8と4カウントでもとに戻る

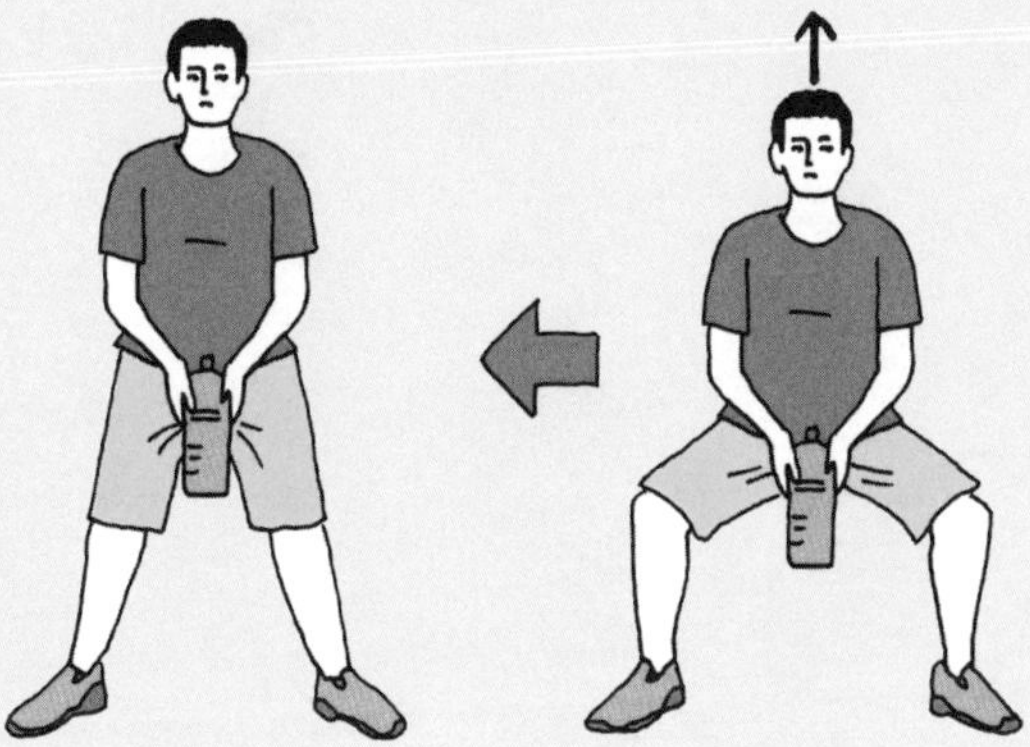

ステップ3 フロントランジ

①両足を腰幅に開き、つま先を正面に向け、両手を頭の後ろに添える
②背すじを伸ばして胸を張り、片足を大股1歩分前に踏み出す
③前足のかかとに体重を乗せながらヒザが90度に曲がるまで、後ろ脚のヒザを床にゆっくりと突き刺すように上体を1、2、3、4と4カウントで沈める
④5、6、7、8と4カウントでもとに戻る（上体が前後に大きくブレず、前脚のヒザがつま先より前に出ないように注意）
——左右を替えて同様に

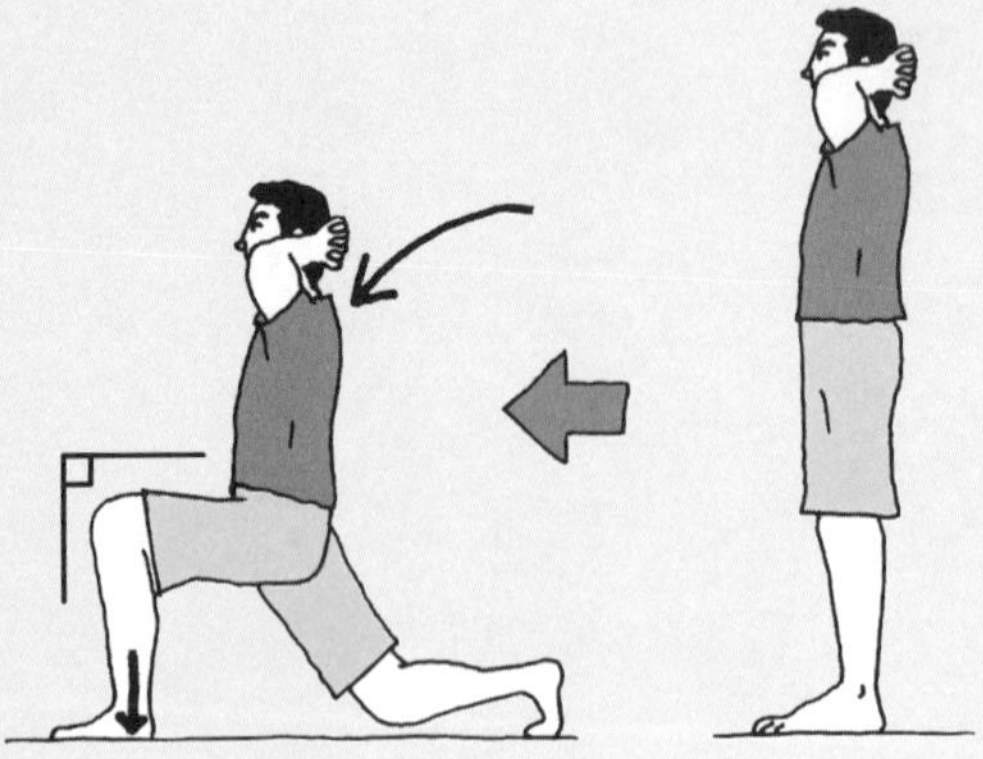

ステップ4　片脚スクワット

①両足を腰幅に開いて立ち、片脚を大股1歩分後ろに下げる

②上体を床と平行に前に倒し、両手を前足の左右で床につける

③前足に体重を乗せながら、1、2、3、4と4カウントで前後のヒザを伸ばし、背中で天井を押すイメージで前傾姿勢を保ったまま5、6、7、8と4カウントで立ち上がる

——左右を替えて同様に

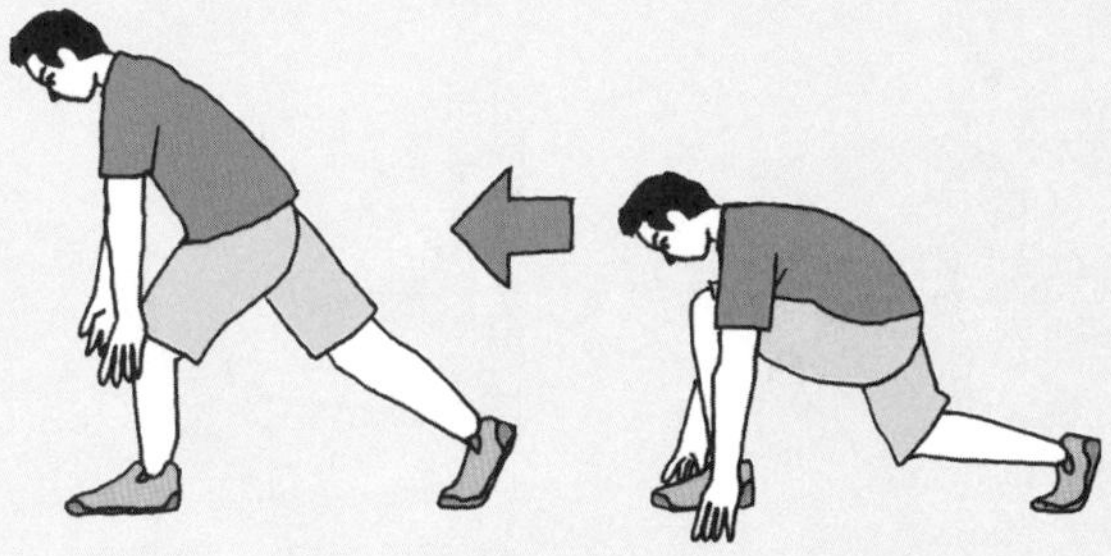

ステップ5　椅子を使った片脚スクワット

①椅子から大股で1歩分離れて立ってから、座面に片足のつま先を乗せてまっすぐ立つ

②両腕は体側で下げて、上体を床と垂直にキープする

③前足に体重を乗せながら、後ろ脚のヒザを床にゆっくりと突き刺すように1、2、3、4と4カウントで体を真下に沈める

④前脚のヒザを伸ばして5、6、7、8と4カウントでもとに戻る

——左右を替えて同様に

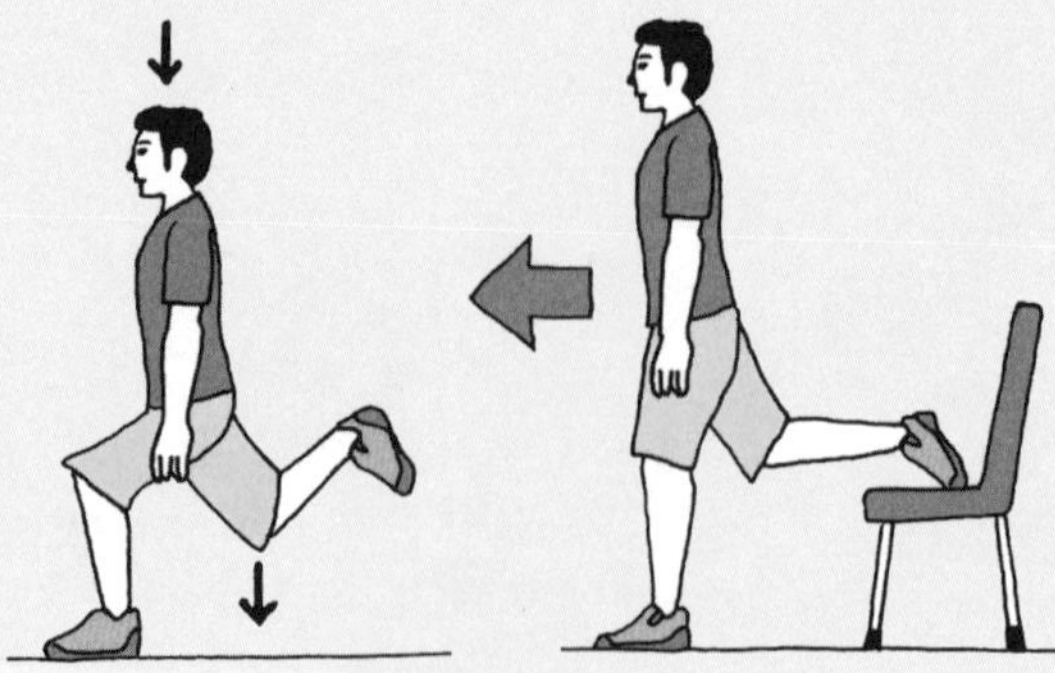

下半身の筋肉が減ると30代から中年太りが増えてくる

30歳を境に、1年ごとにじわじわと体重が増えてくる「中年太り」が増えてきます。男性の場合、**「BMI」（Body Mass Index＝体格指数）**が25以上の「肥満」とされる割合は、20代では27％くらいですが、30代では32％、40代では35％へと増加します。女性の場合、20代の肥満は6％未満と少ないのですが、30代は14％、40代は17％、50代は22％へと段階的に増えてきます（厚生労働省『平成29年　国民健康・栄養調査』より）。

中年太りの理由は人それぞれですが、共通の要因としてあげられるのが、すでに触れた運動不足による下半身を中心とした筋肉の減少です。

大きな筋肉が集中している下半身は全身の筋肉量の50～60％が集まっていま

すから、下半身の弱体化はニートの減少に加えて、全身の筋肉量の減少に直結するのです。

筋肉量の減少が、なぜ肥満と関係しているのでしょうか？

筋肉は運動しているとき以外、安静にしているときでも、ある役割を担っています。それは、体脂肪を原料に熱を生み出して「**体温**」を保つ役割です。

私たちは運動をしていないときも、エネルギーを消費しています。それがこれまで何度か触れた「**基礎代謝**」です。体温の維持、脳の活動、血液循環や代謝を担う心臓や肝臓といった臓器の活動など「**生命維持**」のために消費されるエネルギーです。

基礎代謝は、1日に消費しているエネルギー代謝の60〜70％を占めています（70ページ参照）。**その基礎代謝の20％前後を担っているのが、体温を保つ筋肉の活動なのです。**

ですから、運動不足で筋肉が減ると、基礎代謝もニートも1日の消費エネルギーも減ります。「筋肉が減ると代謝が下がる」とよく見聞きしますが、その理由がこれです。

筋肉が1kg減ると、基礎代謝は1日20kcal前後ダウンします。

筋肉の減少で基礎代謝がどれくらい落ちるかには諸説ありますが、その中間値をとると1日20㎉前後なのです（これには筋肉そのものの代謝以外にも、筋肉の活動と表裏一体の肝臓などの活動の影響も加味されています）。

仮に運動不足で筋肉が毎年1kg減ってしまうとしましょう。

これでどのくらい体重が増えるかをシミュレーションしてみます。

筋肉が1kg減って、代謝が1日20㎉落ちると仮定すると、1か月で20㎉×30日＝600㎉も基礎代謝がダウンします。体脂肪は1kgあたり7200㎉ですから、体脂肪換算で、1年間でちょうど1kg太る計算です。

これは単純計算ではありますが、30歳を超えてから1年で1kgずつ体重が増えたと振り返る私のクライアントも多く、それは筋肉の減少を加味すると納得できる話なのです。

スロースクワット＆スローランジで、下半身の筋肉の衰えにストップをかければ、基礎代謝の低下による中年太りにブレーキがかかります。

逆に筋肉を1kg増やせたら、1年で1kgずつ痩せられる可能性だってあるのです。

スロースクワット&ランジは尿もれ防止にも効果アリ

年をとると、「**排泄**《はいせつ》」をうまくコントロールできなくなるケースが増えてきます。自立した生活を送るため、下半身の筋肉に負けず劣らず大切なのは、排泄にかかわる筋肉です。

排泄のコントロールがうまくできなくなると、自立した生活を妨げられますし、人間としての尊厳が損なわれるという感覚に陥《おちい》ることもあります。

尿と便の排泄が正しくコントロールできている状態を「**コンチネンス**」といいます。これに対して、意思に反する排泄が起こることを「**インコンチネンス**」といいます。インコンチネンスを日本語にすると〝失禁〟です。

インコンチネンスには、**「尿失禁」**（尿もれ）と**「便失禁」**（便もれ）があります。尿失禁は、家族にも打ち明けにくいデリケートな話題ですが、花王が２０１７年に30〜79歳の女性６４２人を対象に行った実態調査では、**尿もれの症状がある女性は30代で20％、40代以上で30％を超えることがわかりました。**

男性も40代以上ともなれば、小便のあとのキレが悪くなり、ズボンの股間部分を残尿で汚すケースが見受けられます。

表面化していないインコンチネンスは、もっと多いのかもしれません。

インコンチネンスには内臓や神経の疾患などさまざまな要因がありますが、その１つにあげられるのが、排泄にかかわる筋肉の衰えによるものです。

内臓や神経の疾患などによるインコンチネンスは避けるのが難しい部分もありますが、**排泄にかかわる筋肉の衰えは、筋トレである程度は避けられます。**

まずは尿と便の排泄にかかわる筋肉について知っておきましょう。

「尿もれ」と「便もれ」を防ぐための筋肉

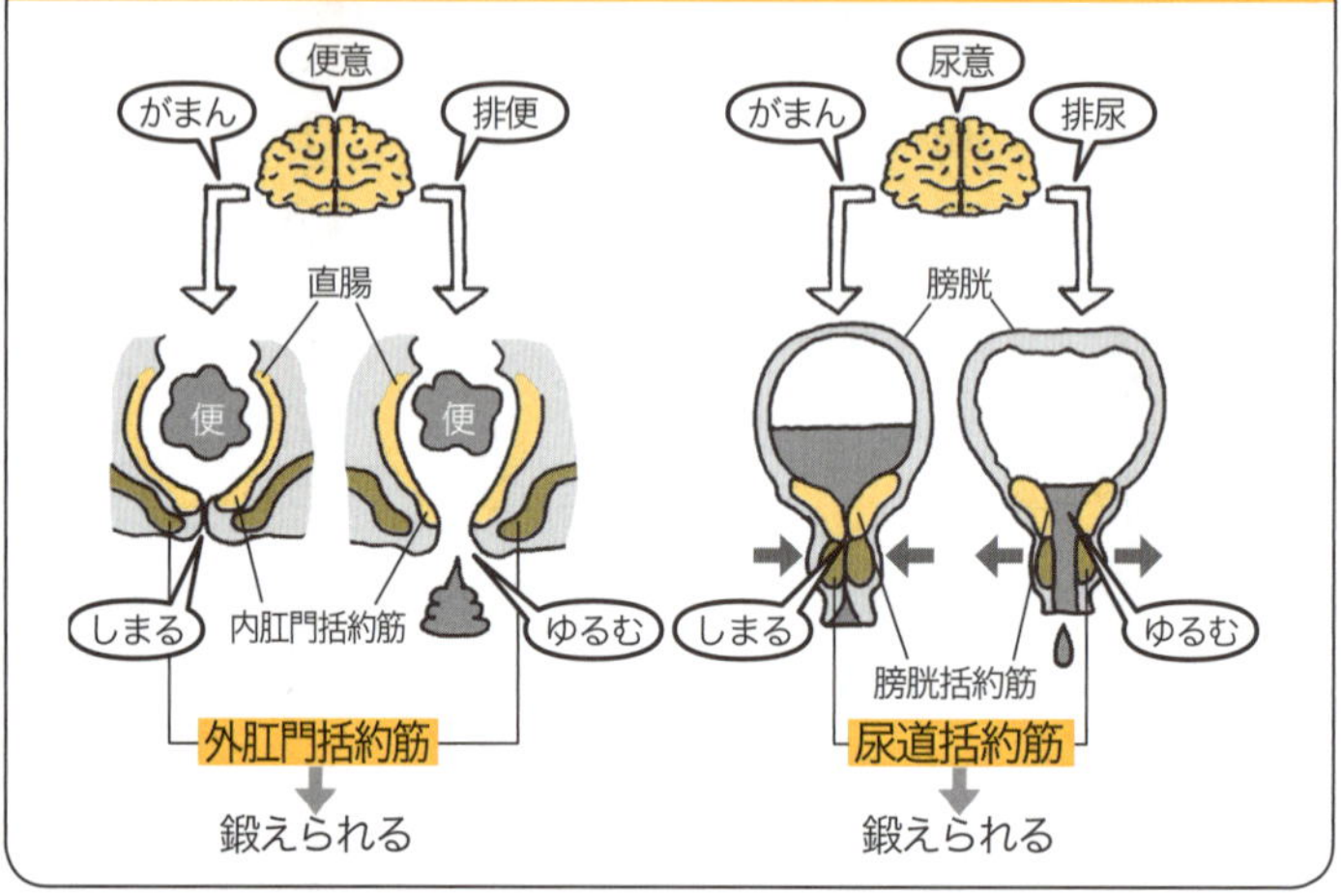

体内で尿をためておく「**膀胱**《ぼうこう》」は、ペットボトル1本分（500㎖）ほどの水分をためられる袋のようなものです。

膀胱の出口は下を向いていますから、尿が漏れないように、「**膀胱括約**《かつやく》**筋**」と「**尿道括約筋**」という2つの筋肉で、普段は硬く閉じられています。

膀胱がいっぱいになったと感知した脳からの指令が伝えられると「**尿意**」をもよおし、この2つの筋肉がゆるんで「**排尿**」します。

便をためているのは、大腸の末端である「**直腸**」です。

直腸の出口が「**肛門**」であり、そこでは「**内**《ない》**肛門括約筋**」と「**外**《がい》**肛門括約筋**」という2つの筋肉が、便がもれないように出口をギュッと閉じています。

尿と便の排泄をコントロールしている計4つの筋肉は、自分の意思で動かせる**「随《ずい》意《い》筋」**と、自律神経などによって自分の意思とは無関係に働く**「不随意筋」**に分けられます。

尿道括約筋は随意筋ですが、膀胱括約筋は不随意筋です。

外肛門括約筋は随意筋ですが、内肛門括約筋は不随意筋なのです。

スロースクワットやスローランジのような筋トレで鍛えられる筋肉は、基本的に自分の意思で動かせる随意筋（尿道括約筋・外肛門括約筋）のほうです。

尿道、肛門、膣をギュッと締め尿もれ防止に骨盤底筋群を鍛える

自分の意思とは無関係に働く「不随意筋」を鍛えるのは事実上困難ですが、自分の意思で動かせる「随意筋」（尿道括約筋・外肛門括約筋）は筋トレで鍛えられます。すると、尿もれや便もれの予防につながるのです。

自分の意思で動かせる随意筋の尿道括約筋と外肛門括約筋は、「骨盤底筋群《こつばんていきんぐん》」と呼ばれる筋肉グループの仲間です。

「**骨盤**」は、膀胱や直腸、女性では子宮などの内臓を入れた深い器のようなものです。
その底には、骨盤内の臓器が落ちないように、ハンモック状に支えている小さな筋肉のグループがあります。それが骨盤底筋群です。

骨盤底筋群には、この他にも、**「肛門挙《きょ》筋」「尾骨《びこつ》筋」「坐骨海綿体《ざこつかいめんたい》筋」「会陰《えいん》横《おう》筋」**などがあります。

これらの筋肉はいずれも自分の意思で動かせる随意筋で、排尿や排便のときには同じく随意筋である尿道括約筋と外肛門括約筋と一緒になって働いています。

骨盤底筋群の衰えによる尿もれや便もれは、専門的には「腹圧《ふくあつ》性失禁」といいます。

腹圧とは、お腹で内臓を収めている**「腹腔《ふくくう》」**という袋にかかっている圧力です。

腹圧は、咳《せき》やくしゃみをしたり、急に立ち上がったりしたときなど、お腹に力が入ったときに高まります。

高い腹圧がかかると膀胱と尿道、直腸にも高いプレッシャーが加わります。

骨盤底筋群が弱っていると、このプレッシャーに負けて尿失禁や便失禁を引き起こす腹圧性失禁に見舞われるのです。

腹圧性失禁を避けるためには、次ページの骨盤底筋群を強化する筋トレが効果的です。

肛門を締めるときに大切なのは、おならをガマンするような感じですることです。

外肛門括約筋は体の内側に向けて、引き上げられるように収縮する特徴があります。

ですから、**おならをガマンするように、肛門を締めながらお腹のなかに引き込むような自覚を持つと、外肛門括約筋が鍛えられやすいのです。**

お尻の筋肉を動かさないようにするのもコツです。

お尻の「**大臀筋**《だいでんきん》」は大きな筋肉なので、ここが先に動いてしまうと、小さな筋肉グループである骨盤底筋群はうまく動けなくなります。

お尻の大きな筋肉を使わず、骨盤底筋群だけを鍛えるように意識しましょう。

以上のようなコツさえつかめたら、**通勤電車で立っているときも、オフィスで座って仕事をしているときも、自宅でテレビやネット動画を観ているときも、骨盤底筋群は鍛えられます！**

骨盤底筋群を鍛えて「尿もれ」「便もれ」を防ぐ!

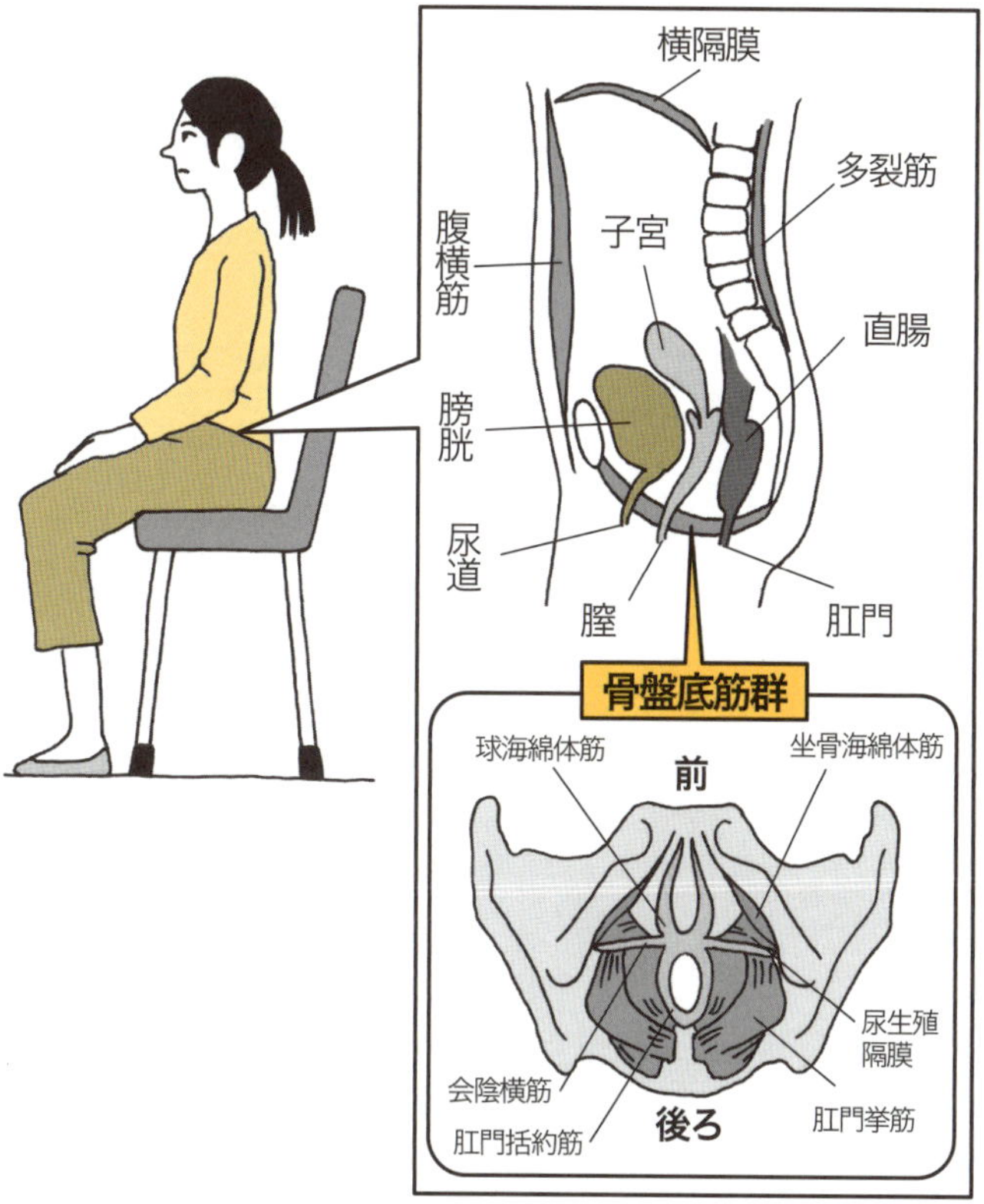

①椅子に座るか、床に仰向けになる姿勢をとり、全身から力を抜いてリラックス

②大きく息を吸い込んでから止め、尿道、肛門、女性は膣を1～2秒間ギュッと締める

③息を吐きながら2～3秒かけて尿道、肛門、膣をゆるめる
——これを10～15回ほど
(膀胱のあたりに両手をそえると力の入り具合がわかります)

尿もれには急にオシッコがしたくなり、我慢できずに漏れる**「切迫性尿失禁」**と呼ばれるタイプもあります。

病気がないのに、トイレが近い（頻尿）、トイレを我慢するのが大変（尿意切迫感）、切迫性失禁がある場合、多くは膀胱が意思に反して勝手に収縮する**「過活動膀胱」**によるものです。40歳以上の8人に1人が悩んでいると推定されます。

もし疑われるようなら泌尿器科を受診して治療してください。

第2章のまとめ

- □運動不足だと筋肉は年間0.5～1％減る
- □上半身より下半身の筋肉が衰えやすい
- □階段の上り下りは安静時の3～4倍のエネルギー消費
- □階段の上りはお尻と太もも裏側が鍛えられる
- □階段の下りは太もも前側が鍛えられる
- □3階以内なら階段で上り4階以内なら階段で下ってみる
- □スクワットとランジはゆっくり4秒でしゃがみ4秒で戻る
- □中年太りの原因の1つは下半身の筋肉の衰え
- □尿もれ・便もれは下半身の筋トレで予防できる

有酸素運動で メタボを解消しよう

太っている人が有酸素運動で体重を減らすと、単に体形がスリムに絞れるだけでなく、生活習慣病の予防にもつながります。

それは、生活習慣病の前段階といえる「メタボリックシンドローム」（メタボ）のリスクを減らせるからです。

メタボとは、お腹に体脂肪がたまりすぎる「内臓脂肪型肥満」がもとにあり、それに「高血圧」「高血糖」「脂質異常症」が重なったものです。

単に腹が出っ張って、太っている状態ではないのです。

ヘソの高さで測るお腹まわり（ウエスト）が「男性85㎝以上」「女性90㎝以上」だと、内臓脂肪型肥満と判定されます。

さらに「血圧」「空腹時血糖値」「中性脂肪」「ＨＤＬ（善玉）コレステロール」の値から、高血圧、高血糖、脂質異常症のうち２つ以上を併発していると判定されると、医師によってメタボと診断されます。

メタボは、血液を体の隅々まで運ぶ動脈が狭く硬くなり、〝血液の塊〟が詰まりやすくなる「動脈硬化《どうみゃくこうか》」の予備群でもあります。

メタボ予防が盛んに叫ばれているのは、単に肥満予防のためなのではなく、動脈硬化が日本人の死因の2位と3位を占める「心臓病」と「脳卒中」の背景にあるからです。
心臓で動脈が詰まると心臓病、脳で動脈が詰まると脳卒中が起こります。

メタボ予防・解消の第一歩は、「内臓脂肪」を減らすことです。

内臓脂肪とは、「消化管」（口からのど、食道、胃、小腸、大腸をへて肛門に終わる管のこと）などに付着している体脂肪であり、〝ポッコリお腹〟の正体でもあります。

たまりすぎた内臓脂肪からは、血圧や血糖値を上げたり、血液の塊を生じやすくしたりする物質が分泌されますから軽視できません！

体脂肪には、内臓脂肪とともに、皮膚の下に広がる「皮下脂肪」もあります。
日本人は体質的に皮下脂肪をためるのが苦手なため、内臓脂肪をためやすいといわれています。

皮下脂肪と比べると内臓脂肪は有酸素運動で減りやすいという、うれしい特徴があります。

有酸素運動をすると「アドレナリン」というホルモンが分泌されて、体脂肪の分解を促してくれます。

内臓脂肪はアドレナリンが効きやすい（専門的には「感受性が高い」と表現します）ので分解されやすいため、有酸素運動で消費されて減りやすいのです。

第3章

肩こり・腰痛を解消するストレッチ

筋肉が硬くなってしまうのは**年をとったせい**ではない

「年のせいで体がすっかり硬くなった」という声をよく耳にします。

そのたびに私は**「それは年齢のせいではありませんよ！」**とアドバイスしたくなります。

筋肉をケアする習慣があれば、筋肉は何歳になっても柔らかく保てるのです。

柔軟性の指標である**「長《ちょう》座《ざ》体《たい》前《ぜん》屈《くつ》」**（両脚を伸ばして座り、両手をつま先の方向に伸ばす前屈テスト）の結果は、男女ともに17歳頃がピークで、そこから男女ともに右肩下がりで成績は悪くなります（スポーツ庁『平成29年　体力・運動能力調査』より）。

これだけを見ると、やはり年齢を重ねるにつれて体（＝筋肉）は硬くなると思われがちですが、それは誤解なのです。筋肉が硬くなる理由は、別にあります。

私が講演会などで集まった方々に柔軟性のチェックをしてもらうと、30代でも立ったまま前屈して床に指がつかない人もいれば、60代でも手のひらが床にベッタリつくほど柔軟性が高い人もいます。

筋肉の柔軟性は年齢ではなく、その人のライフスタイルを反映しているのです。

前章では、筋肉は使わないと減って、痩せ細ってしまうことを指摘しましたが、同じように**筋肉を動かす習慣がないと、筋肉はどんどん硬くなる一方**なのです。

さらに同じ人でも、よく動かしている部分の筋肉は柔らかいのに、あまり動かしていない部分の筋肉は硬いという格差も生じます。

筋肉を硬いままでほったらかしにしているとカチカチになり、それがさまざまな悪影響を及ぼすようになります。

よくある例をあげましょう。

猫背で背中が丸まったり、ガニ股になってヒザが曲がったりした**「不良姿勢」**は、前述のような筋力不足に加えて、筋肉が硬くなることによっても生じます。

胸の「大胸筋《だいきょうきん》」が硬くなると、両肩が前に引っ張られて背中が丸まります。太もも後ろ側の「ハムストリングス」が硬くなると、骨盤が後ろに倒れ、脚のつけ根の「股関節」が外向きにまわる「外旋《がいせん》」が起こり、ヒザが曲がりやすいのです。

こうした不良姿勢を放置すると、**「肩こり」**や**「腰痛」**といった慢性的な不快感につながります。

病気やケガなどの自覚症状がある人の割合は男性の1位が「腰痛」で2位が「肩こり」、女性の1位が「肩こり」で2位が「腰痛」となっています（厚生労働省『平成28年国民生活基礎調査』より）。こうした悩みの背景には、筋肉の硬さが隠れているのです。

この他、筋肉が硬いと運動時に**「肉離れ」**を起こしやすくなったり、日常生活で**「転倒」**しやすくなったりします。加えて高血圧などの生活習慣病にも、筋肉の柔軟性の有無が影響を与えると考えられています。

とにかく「体が多少硬くても大丈夫」ということはありません！

筋肉を少しでも柔らかくする生活習慣をとり入れてください。

筋肉は動かさないとなぜ硬くなってしまうのか？

それにしても、なぜ筋肉は動かさないと硬くなるのでしょうか？　その理由は2つあります。

1つは、**筋肉は動かさないと短くなってしまう**からです。

正確にいうと、短くなるのは筋肉そのものではなく、その中に詰まった「**筋原線維**《きんげんせんい》」というものです。

ここで筋肉のつくりについて、少し詳しくお話ししておきましょう。

筋肉は、「**筋線維**《きんせんい》」という細長い細胞を無数に束ねたものです。この筋線維に詰まっているのが筋原線維です。

筋肉が伸び縮みする仕組み

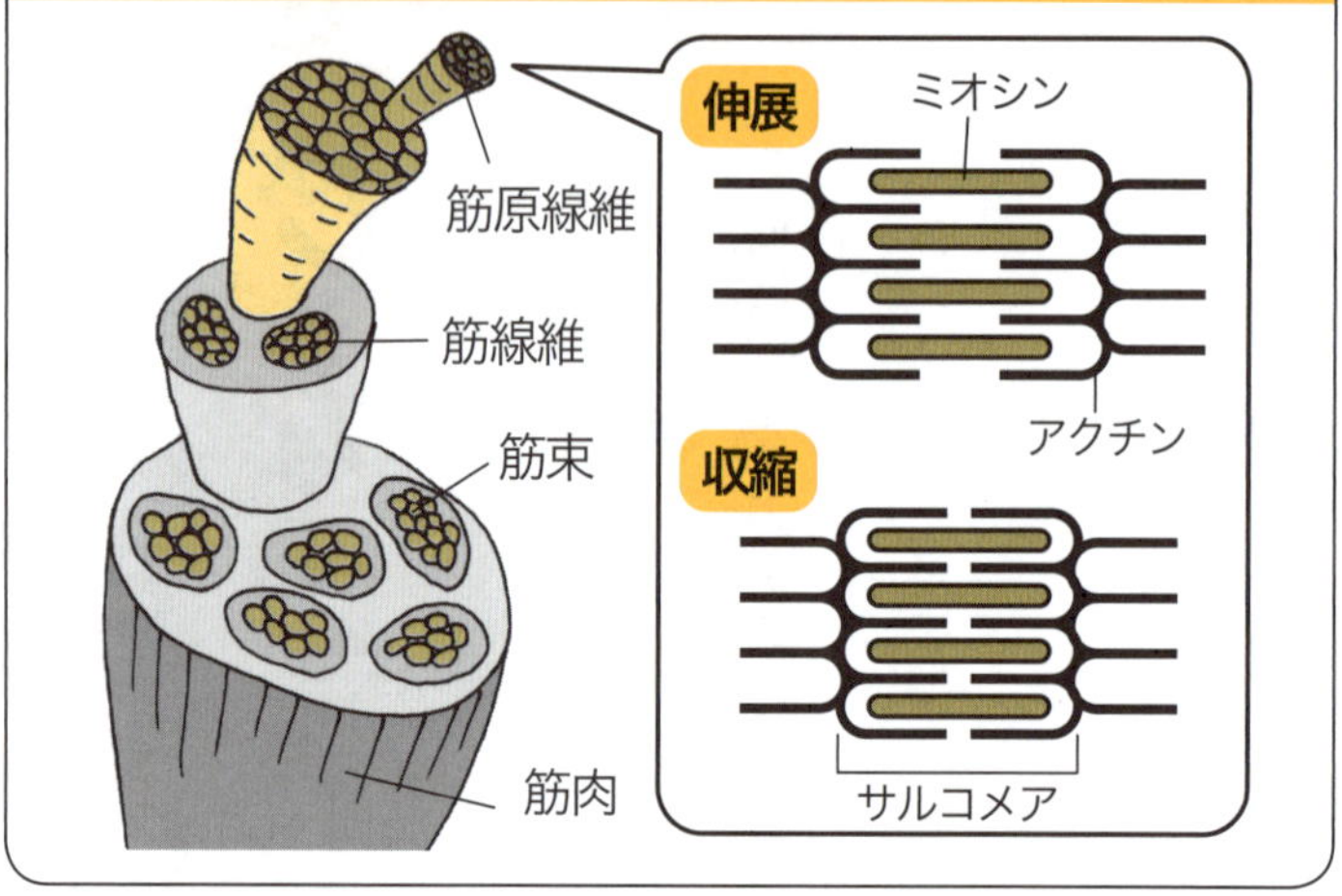

筋肉は収縮するときに大きな力を発揮すると前述しましたが、この収縮を担っているのが筋原線維です。

筋原線維には**「アクチン」**と**「ミオシン」**というたんぱく質が交互に重なる**「サルコメア」**というユニットが横一列に連なっています。

脳を介して運動神経から「縮め！」というシグナルが伝わると、アクチンがミオシンの間に滑り込みます。

するとサルコメアがいっせいに短くなり、筋原線維が収縮。そして、筋肉が収縮して力を発揮するという仕組みです。

運動神経からの信号が消えるとアクチンは

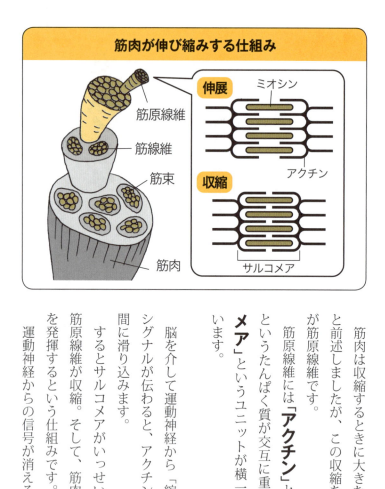

もとに戻り、筋原線維も筋肉も、もとのポジションに戻ります。

筋肉の両端は骨についていますから、筋肉自体が短くなることはありません。

しかし、**筋肉を使わないと収縮を担っているサルコメアが減ります。すると筋原線維が短くなり、動く範囲が狭くなって筋肉が硬くなるのです。**

筋肉を動かさないと硬くなる2つ目の理由は、**「血流」**が悪くなるためです。

筋肉の内部や周辺には、たくさんの血管が走っています。

その血管に流れる**「血液」（血流）**が、筋肉が必要とする酸素や栄養素を運んでいるのです。

筋肉を動かさないと血流が悪くなり、「毛細血管」（末端の小さく細い血管）は休眠モードに入ります。

また、一度縮んで力を発揮した筋肉がもとのポジションに戻るときにも、酸素と栄養素が要ります。

しかし、筋肉のまわりに休眠モードの血管が多いと、血液が十分に届きません。

すると、筋肉が酸素と栄養素を十分に得られないので、収縮したままフリーズして硬くなってしまうのです。


一度硬くなってしまった筋肉は周囲や内部の血管を圧迫しますから、血流はよりいっそう悪くなります。

それが筋肉をさらに硬くするという悪循環にハマってしまうと、筋肉の柔軟性を復活させるのは難しくなってしまいます。


高齢になると、動かさない筋肉には「線維症」の症状が現れることもあります。

ずっと使わない筋肉の筋線維が退化し、硬い組織に置き換えられてしまうのです。

一度置き換えられた組織は、もとに戻せません。

それでも、筋肉を適切に使って伸び縮みさせていると、線維症が生じている高齢者であっても柔軟性は回復します。

硬くなりやすい筋肉、弱くなりやすい筋肉

筋肉には硬くなりやすい筋肉と、そうでない筋肉があります。

硬くなりやすいのは、次のような「姿勢」を支えている筋肉です。

●胸の「**大胸筋**《だいきょうきん》」
●背中の「**僧帽筋上部**《そうぼうきんじょうぶ》」
●太もも後ろ側の「**ハムストリングス**」
●股関節の「**腸腰筋**《ちょうようきん》」
●ふくらはぎの「**下腿三頭筋**《かたいさんとうきん》」

猫背になったり、腰が落ちたりしやすいのは、大胸筋やハムストリングスに硬くなりや

すい性質があるためです。

専門的には、これらは「**体位性活動筋《たいいせいかつどうきん》**」と呼ばれる筋肉で、多くは2つの関節を動かしている「**二関節筋《にかんせつきん》**」と呼ばれるものです。

こうした筋肉が硬くなりやすい理由は、その役割にあります。**姿勢を安定させるために働くという性質上、筋肉の長さを変えず、関節も動かさない時間が長くなります。**

それだけに血流が悪くなりやすく、「血行不良⇩筋肉の硬化⇩血行不良……」という悪循環に陥りやすいのです。

こうした体位性活動筋と正反対の（拮抗《きっこう》する）働きをしているのは、「**一過性活動《いっかせいかつどう》筋《きん》**」と呼ばれる筋肉のグループです。

多くは以下のような1つの関節だけを動かしている「**一関節筋《いちかんせつきん》**」で、弛緩《しかん》しやすく、弱くなりやすいという弱点を抱えています。

○左右の肩甲骨《けんこうこつ》の間にある「菱形筋《りょうけいきん》」

○背中の「僧帽筋下部《そうぼうきんかぶ》」

○お腹の「腹筋群《ふっきん》」
○お尻の「大臀筋《だいでんきん》」
○すねの「前脛骨筋《ぜんけいこっきん》」

猫背などの不良姿勢は、直そうとしても固定化して改善しにくいものです。**猫背が直りにくいのは、胸の大胸筋が硬くなり、これと拮抗して、肩甲骨を寄せて肩を後ろに引く菱形筋が弱くなるというダブルパンチを受けるためです。**

一方、人によっては、普通なら何も運動していないと硬くなる筋肉でも、柔らかいままのケースもあります。

もともと柔軟性の高い人は、それ以上柔軟性を上げてはいけません。筋肉は柔らかければ、柔らかいほどいいわけではないからです。

筋肉にはそれぞれに適切な柔軟性があり、関節が動ける範囲である「**可動域《かどういき》**」も決まっています。

筋肉と関節が硬すぎるのは問題ですが、柔らかすぎるのも問題なのです。

筋肉が柔らかすぎると関節が不安定になり、関節を安定させている「**靭帯**《じんたい》」などの負担が増えてダメージを負う恐れがあります。

柔らかすぎる筋肉は、筋トレで強化しましょう。

両脚を180度開く「**開脚**」へのチャレンジが一時期ブームのようになりましたが、両脚は股関節の構造上、前後には約140度、左右には約90度まで開くのが標準です。

それ以上は、過度な柔軟性です！

バレリーナや新体操選手のように、競技の特性上180度開脚が求められる人たちは、それに耐えるだけの筋力を身につけて、関節を守るための特殊なトレーニングを重ねています。

一般の方々が理由なく過度な柔軟性を求める必要などありません。

先の開脚ブームでは、チャレンジしたものの、ほとんどの人は開脚できず終《じま》いだったという噂もありますが、フィジカルトレーナーとしてはそれでよかったと思います（笑）。

ストレッチを15秒続けると“もうひと伸び”する瞬間が訪れる

前述のように、ストレッチには、**「静的ストレッチ」**（スタティック・ストレッチング）と**「動的ストレッチ」**（ダイナミック・ストレッチング）と大きく2種類あります。

この2つのうち、「ストレッチ」という言葉から一般的にイメージされるのは、静的ストレッチのほうでしょう（ですから、とくに断らない限り「ストレッチ＝静的ストレッチ」とします）。

縮こまった筋肉をストレッチで伸ばすと、血管への圧迫が軽くなって血流が改善します。するると、必要な酸素と栄養素が供給されやすくなるので、筋肉は緊張状態から解放されて柔軟性が高まります。

ストレッチを習慣にしていると、減っていたサルコメア（１０８ページ参照）が増えてきます。

ストレッチをしてサルコメアが増えてくると、筋原線維が縮んで戻る範囲が広がってくるため、関節の可動域が広げられるようになります。

静的ストレッチでは、反動を使わずに筋肉を静かに伸ばし続けますが、この「**反動を使わずに**」というのがポイントです。

筋肉は反動を使って急に伸ばされると、反射的に縮んで硬くなる性質があるからです。これは「**伸張反射**《しんちょうはんしゃ》」と呼ばれる人体に備わった〝自己防衛反応〟です。

筋肉の筋線維の間には、「**筋紡錘**《きんぼうすい》」という糸巻きのような形をした〝超小型センサー〟が埋め込まれています。

筋肉が必要以上に伸ばされると、筋肉が切れないように筋紡錘にスイッチが入ります。すると、反射的に「縮め！」という命令を下して、身を守ろうとするのです。

筋肉を柔らかくしたいのに、反動を使って伸ばそうとすると、筋肉は逆に硬く縮こまってしまう恐れがあるということです。

反動を使って筋肉を伸ばそうとしない!

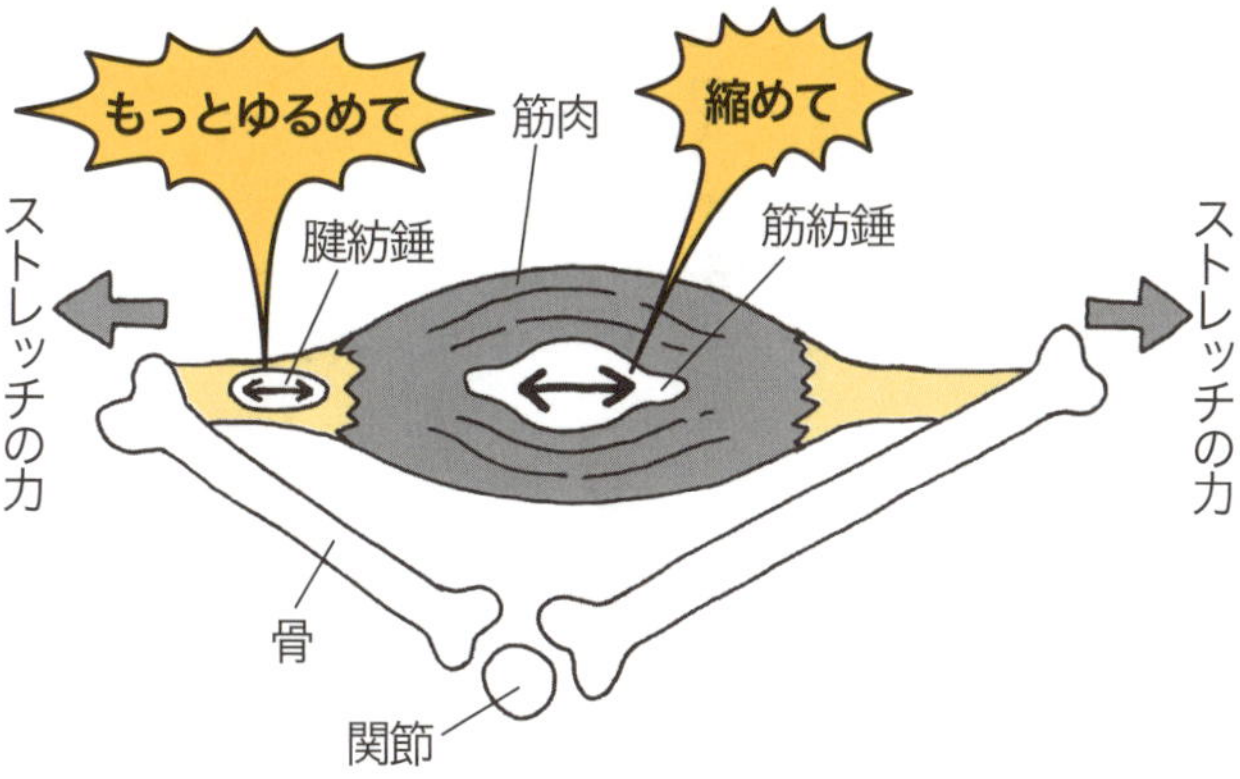

静的ストレッチでは、この伸張反射を生まないように、ごくゆっくりと静かに筋肉を伸ばすのがコツです。

息を吐きながら伸ばすと、自律神経のうちで筋肉をゆるめる「副交感神経」が優位になるので、伸ばしやすくなります。そして、「ちょっと痛いけど、気持ちいい」という〝痛気持ちいい〟ポイントまで伸ばします。

単に「気持ちいい～」というレベルだと伸ばし方が足りません。

かといって、「痛い!」と感じるレベルだと伸ばしすぎです。

筋肉がプルプル震え始めると、筋肉を縮めようとする筋紡錘のスイッチが入っているサインです。筋肉を「縮めろ!」という命令が出ている証拠です。

そうならないように、**〝痛気持ちいい〟というポイントがベスト**なのです。

〝痛気持ちいい〟ところまで筋肉を伸ばしたら、呼吸をしながら20~30秒静止します。

筋肉の両端は**「腱《けん》」**となって骨に付着していますが、この腱にも**「腱紡錘《けんぼうすい》」**という張力をモニターしている〝超小型センサー〟が埋め込まれています(筋肉に備わっているのは「筋紡錘」です)。

筋肉を15秒以上伸ばし続けると、腱紡錘にスイッチが入り、「もっとゆるめなさい」という指令を出します。

そのまま伸ばし続ける力に抵抗していると、筋肉が損傷する恐れがあるからです。

筋肉を15秒以上伸ばしていると、ふっと抵抗がゆるんで、もうひと伸びする感覚が得られます。

それが腱紡錘にスイッチが入って、筋肉がゆるんだ証拠です。

そこで止めてしまってはもったいないので、20~30秒間は静止してほしいのです。

筋肉は静的ストレッチで**1部位3方向**に伸ばしてあげよう

静的ストレッチは1回20〜30秒がベストですが、1部位1回だけでなく、2〜3回やるとより効果が高まります。

1回よりも2回、2回よりも3回という具合に、筋肉は回数を重ねるにつれてよく伸びるようになり、ストレッチ効果も高まるからです。

これは筋肉をすっぽり包んでいる「**筋膜**《きんまく》」の抵抗性が下がるためです。

筋肉は、温かいほうが伸びやすいという性質がありますから、有酸素運動後や入浴後のように、体が温まっているときにストレッチをすると効果的です。

筋トレは筋肉の疲労を抜くために2〜3日の休養期間を設けるほうが効果的ですが、ス

トレッチは毎日やってもOKです。やればやるほど柔軟性が高まります！

「ウォーキングのあとに下半身、お風呂上がりに上半身をストレッチしよう」というふうにルーティンにしてもいいでしょう。

胸の「大胸筋《だいきょうきん》」、背中の「僧帽筋《そうぼうきん》」、太もも裏側の「ハムストリングス」、太もも表側の「大腿四頭筋《だいたいしとうきん》」、ふくらはぎの「下腿三頭筋《かたいさんとうきん》」など大きな筋肉は、1部位1方向だけでなく、少なくとも3方向に伸ばすといいです。

大きな筋肉は、筋肉の起始《きし》（両端のうち体幹に近いほう）と停止（両端のうち体幹から遠いほう）が複数あったり、筋線維が走る方向が異なる部分に分かれていたりします。

たとえば、大胸筋と僧帽筋はどちらも上部・中部・下部に分けられます。

ハムストリングスは**「大腿二頭筋《だいたいにとうきん》」「半腱様筋《はんけんようきん》」「半膜様筋《はんまくようきん》」**という3つの筋肉、大腿四頭筋は**「大腿直筋《だいたいちょっきん》」「外側広筋《がいそくこうきん》」「内側広筋《ないそくこうきん》」「中間広筋《ちゅうかんこうきん》」**という4つの筋肉、下腿三頭筋は**「腓腹筋《ひふくきん》」「ヒラメ筋」**という2つの筋肉の集まりなのです。

大きくて広い筋肉や複数の筋肉の集まりは3方向に伸ばす

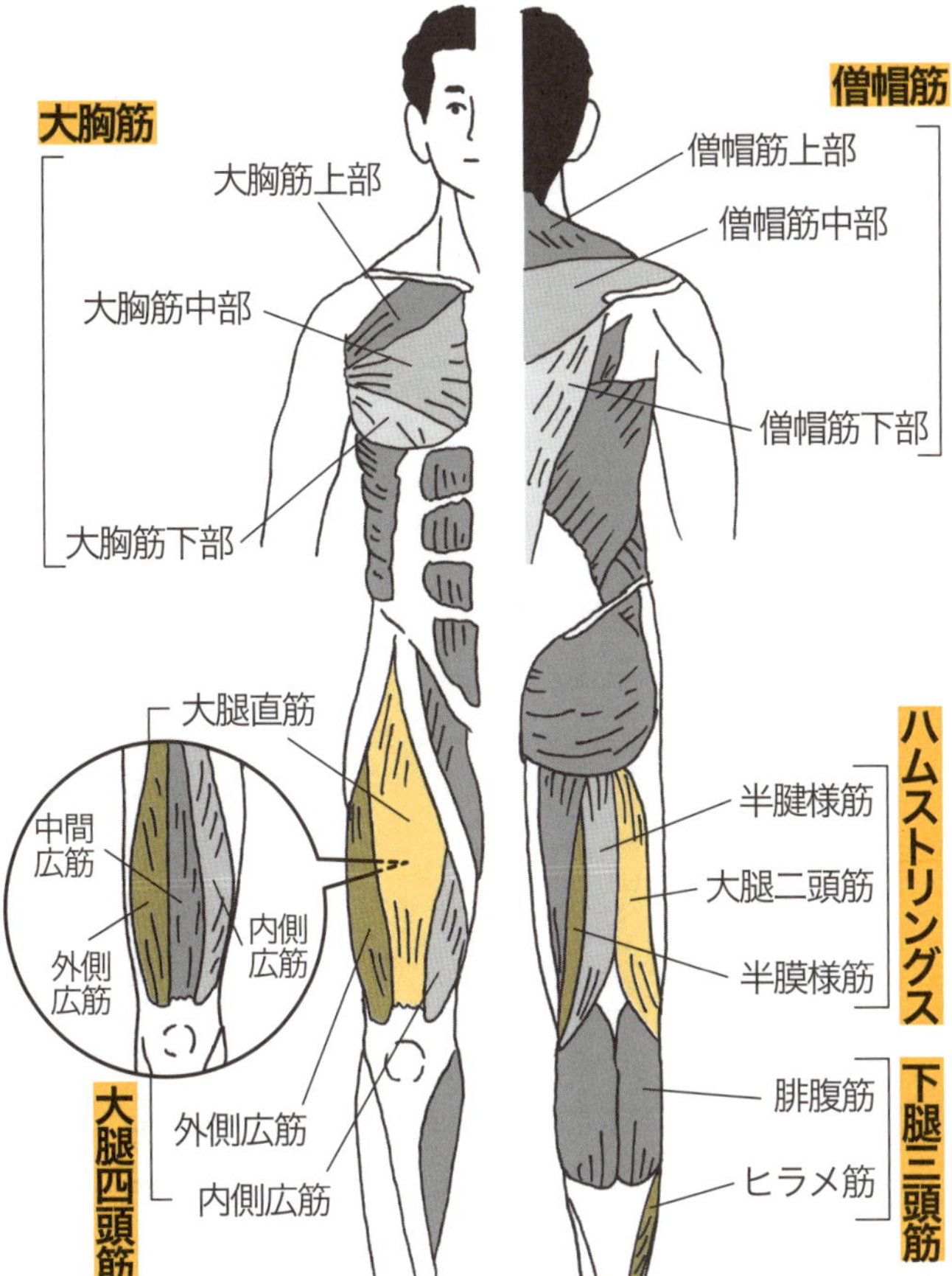

大きくて広い筋肉や複数の筋肉が集まっている筋肉は、1方向だけストレッチしても全体は伸ばせません。

そこで伸ばす方向を変えながら、少なくとも3方向にストレッチしてほしいのです。

1方向だけでストレッチを終えてしまうと、筋肉の柔軟性が十分に引き出せない恐れがあります。

なぜなら同じ筋肉でも、筋線維によって柔軟性には少しずつ差があるからです。

さらに1方向だけだと、伸びにくい筋線維をかばうように、伸びやすい筋線維ばかりがストレッチされてしまいます。

本当にストレッチしたいのは伸びにくい筋線維なのに、これでは中途半端になってしまいかねません。

伸びにくい筋線維にまでストレッチの刺激を十分に加えるには、方向を変えて3方向に伸ばしてやると効果的なのです（54～58ページ参照）。

動的ストレッチで運動前のウォームアップ

次は「**動的ストレッチ**」について見ていきましょう。

動的ストレッチは、ラジオ体操やサッカー選手がやるブラジル体操などのように、リズミカルに関節の曲げ伸ばしやひねりを繰り返すものです。

筋肉の血流をよくしたり、筋肉と筋肉の間や筋肉と周辺組織の滑走性を上げたりして、動きやすい体にする効果があります。

この動的ストレッチにも、筋肉を柔らかくする働きがあります。

それは静的ストレッチとは、まったく異なるアプローチによるものです。

動的ストレッチは、筋肉をリズミカルに動かしながらスムーズな動作を引き出すのが狙いで、運動前のウォームアップに最適です。

筋肉をリズミカルに動かすと血流がよくなり、筋肉が温まってきます。さらに関節の滑りをよくする「**滑液**《かつえき》」の分泌をうながしてくれるので、運動の準備が整いやすいのです。

動的ストレッチのもう1つの効果として見逃せないのが、関節内の「**軟骨**《なんこつ》」への働きかけです。そこで関節について、ちょっと詳しくお話してみましょう。

関節では、骨と骨が直《じか》に接しているわけではありません。

それぞれの骨の先端に軟骨（**関節軟骨**）と呼ばれる柔らかい組織があり、硬い骨同士がぶつかり合って損傷しないように守っています。

その軟骨の細胞のまわりは、線維状のたんぱく質である「**コラーゲン**」の合間を、「**プロテオグリカン**」という組織が埋めたスポンジのようなつくりをしています。

動的ストレッチは関節症の予防になる

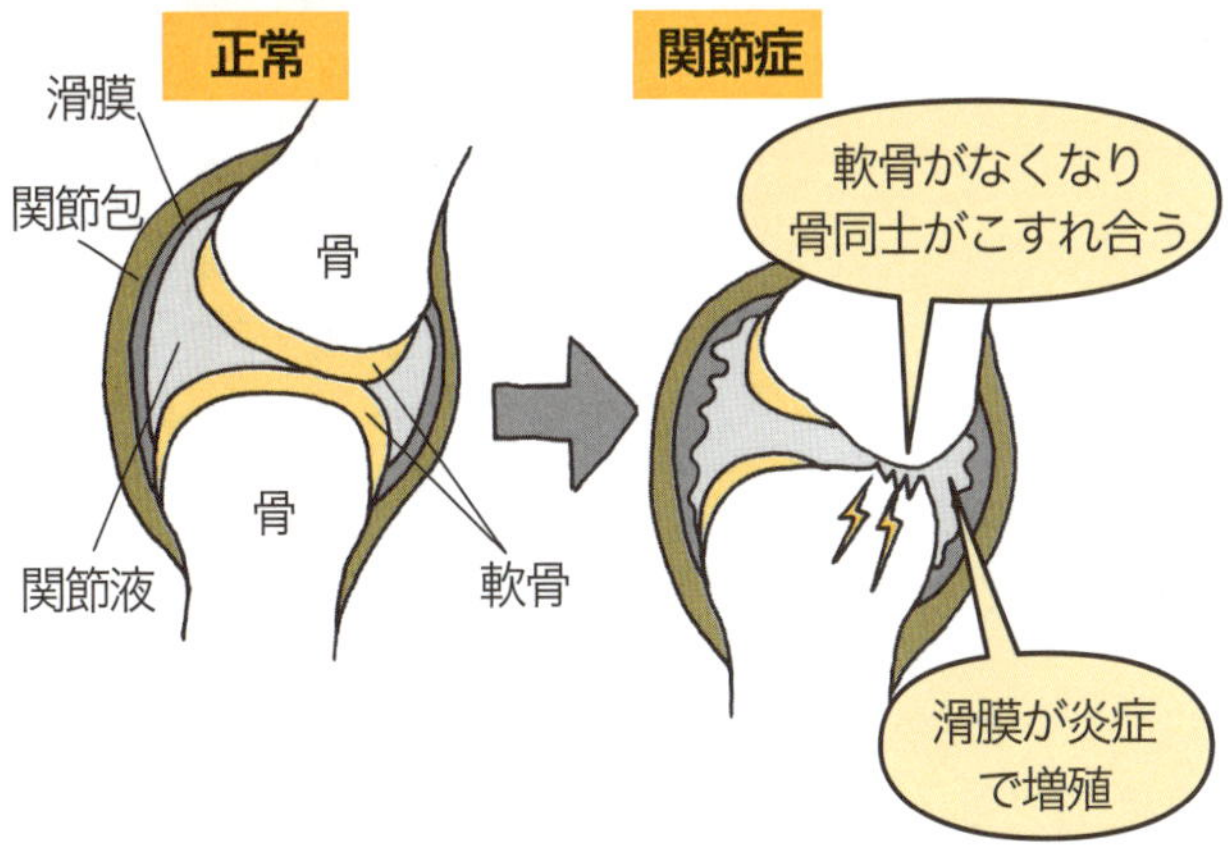

軟骨には血管がありません。そこで、特別な方法で血流を保っています。

スポンジを強く握ると水気がしみ出て、ゆるめると水気を吸い込むように、外から加わる圧力の変化によって血液を循環させているのです。

この〝スポンジ方式〟の血流は、血管の血流に比べて効率が悪くなります。そのため、軟骨の新陳代謝は遅く、受けたダメージが蓄積しやすいという弱点があります。

たび重なるダメージを受けてヒザや股関節の軟骨がすり減ると、硬い骨同士がぶつかり合うようになり、関節内に痛みや変形が生じてしまいます。

それが積み重なると「**変《へん》形《けい》性《せい》膝《ひざ》関《かん》節《せつ》症《しょう》**」や「**変《へん》形《けい》性《せい》股《こ》関《かん》節《せつ》症《しょう》**」といった整形外科的な疾患を引き起こすのです。

関節の曲げ伸ばしやひねりをリズミカルに繰り返す動的ストレッチは、軟骨の新陳代謝をサポートする働きがあり、それが関節症の予防にもつながります。

動的ストレッチで軟骨に適度な圧力がかかると血流がよくなり、新陳代謝がうながされて軟骨のコンディションがよくなるのです。

お悩み解消ストレッチ①
肩こりを予防＆解消しよう

ここからはお悩み別に、ストレッチで予防＆解消する方法を紹介します。

まずは**「肩こり」**です。肩こりは、シンプルにいうと肩や首のまわりの筋肉が硬くなって血行が悪くなり、痛みなどを発している状態です。

肩こりの痛みは、「筋肉が硬くて、血行が悪く、酸素も栄養素も届かない！」という筋肉からのSOS信号なのです。

肩こりの原因はさまざまですが、整形外科的な異常がない慢性的なものの場合、ストレッチで症状が軽減できるケースが多いです。

とくにストレッチが効きやすいのは、デスクワークなどで無意識に前かがみの姿勢を続

肩こりはストレッチで解消できる!

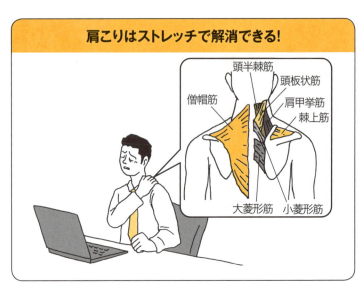

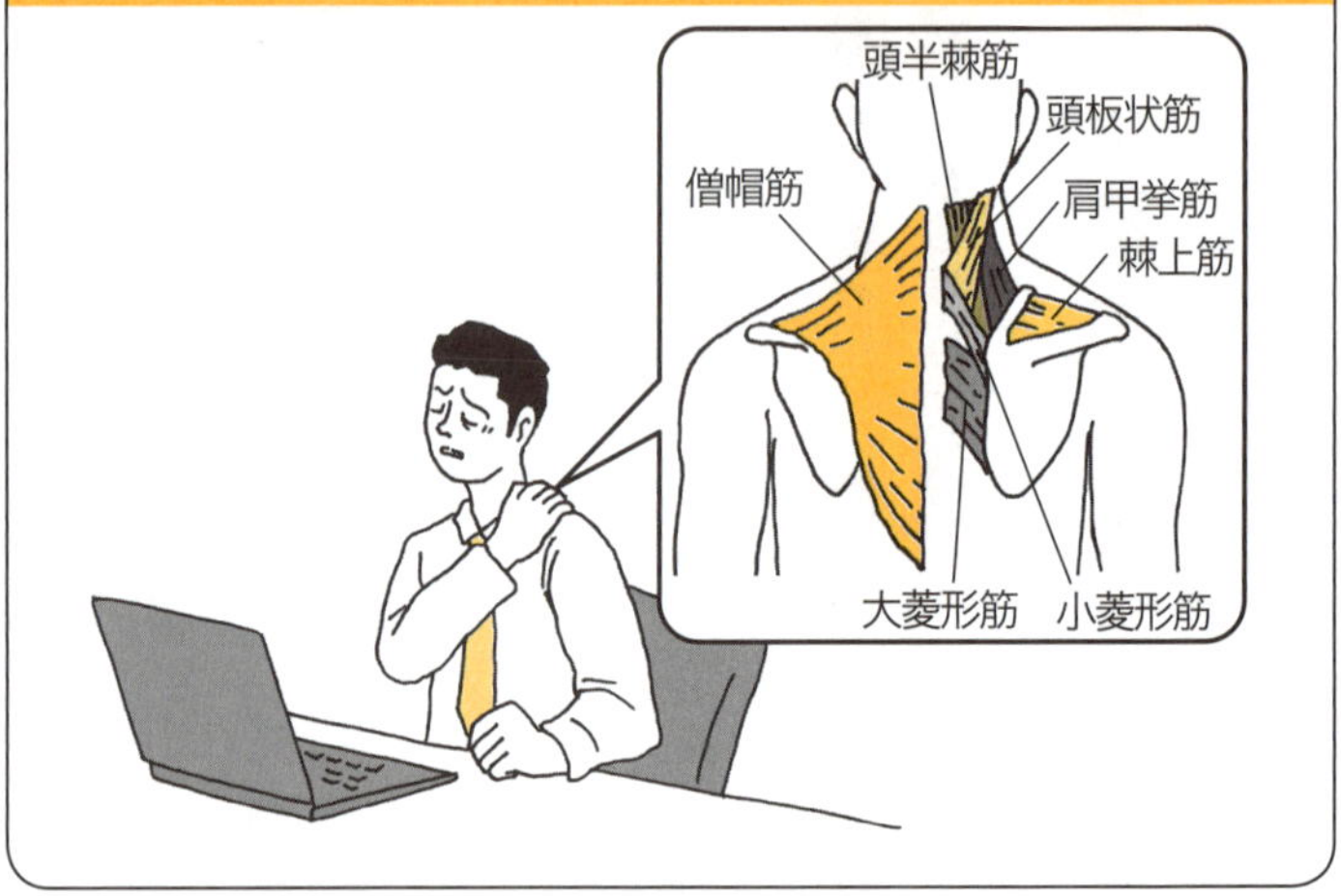

けているうちに生じた肩こりです。

パソコン作業やスマホ操作が多く、猫背に悩んでいる現代人に多く見られるタイプの肩こりでもあります。

両腕を前に出して前傾姿勢をとり続けると、頭と腕の重みに引っ張られて、左右の肩甲骨が背骨から離れて背中が丸まります。

すると、首を後ろから支えている「**頭板状筋**《とうばんじょうきん》」、うなじから肩にかけて走っている「**僧帽筋**《そうぼうきん》」、肩甲骨の間にある「**菱形筋**《りょうけいきん》」といった筋肉が伸ばされたまま固定されます。

この状態を「**伸張固定**《しんちょうこてい》」と呼びます。

前述のように胸の「**大胸筋**《だいきょうきん》」は硬くなり

やすく、両肩を前に引っ張って猫背のきっかけをつくります。この大胸筋は、縮んだまま固定される**「短縮《たんしゅく》固定《こてい》」**を起こしています。

こうして背中側の**「伸張固定」**と胸側の**「短縮固定」**がダブルで起こると、肩こりは悪化しやすくなるのです。

このタイプの肩こりを緩和したいなら、動的ストレッチと静的ストレッチの組み合わせが効きます。肩こりの痛みは、血行が悪いことを訴えている筋肉からのSOSですから、血行をうながす動的ストレッチで痛みは軽くなりやすいのです。

頭板状筋、僧帽筋上部、菱形筋といった肩や首のまわりで伸張固定されている筋肉は、動的ストレッチで動かして血流をよくしてあげてください。

伸張固定されている筋肉は弱くなりやすいので、筋トレで強化してあげることも大切です。これらの背中側の筋肉が強くなれば、頭や両腕の重みに負けないようになります。

短縮固定している大胸筋は、静的ストレッチで伸ばしてあげます。大きくて広い筋肉ですから、3方向に伸ばしてあげましょう。

肩こりを解消するストレッチ&筋トレ
（ストレッチはできれば毎日、筋トレは週2、3回）

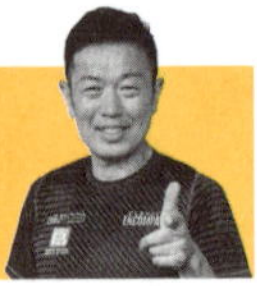

頭板状筋、僧帽筋上部、菱形筋の動的ストレッチ

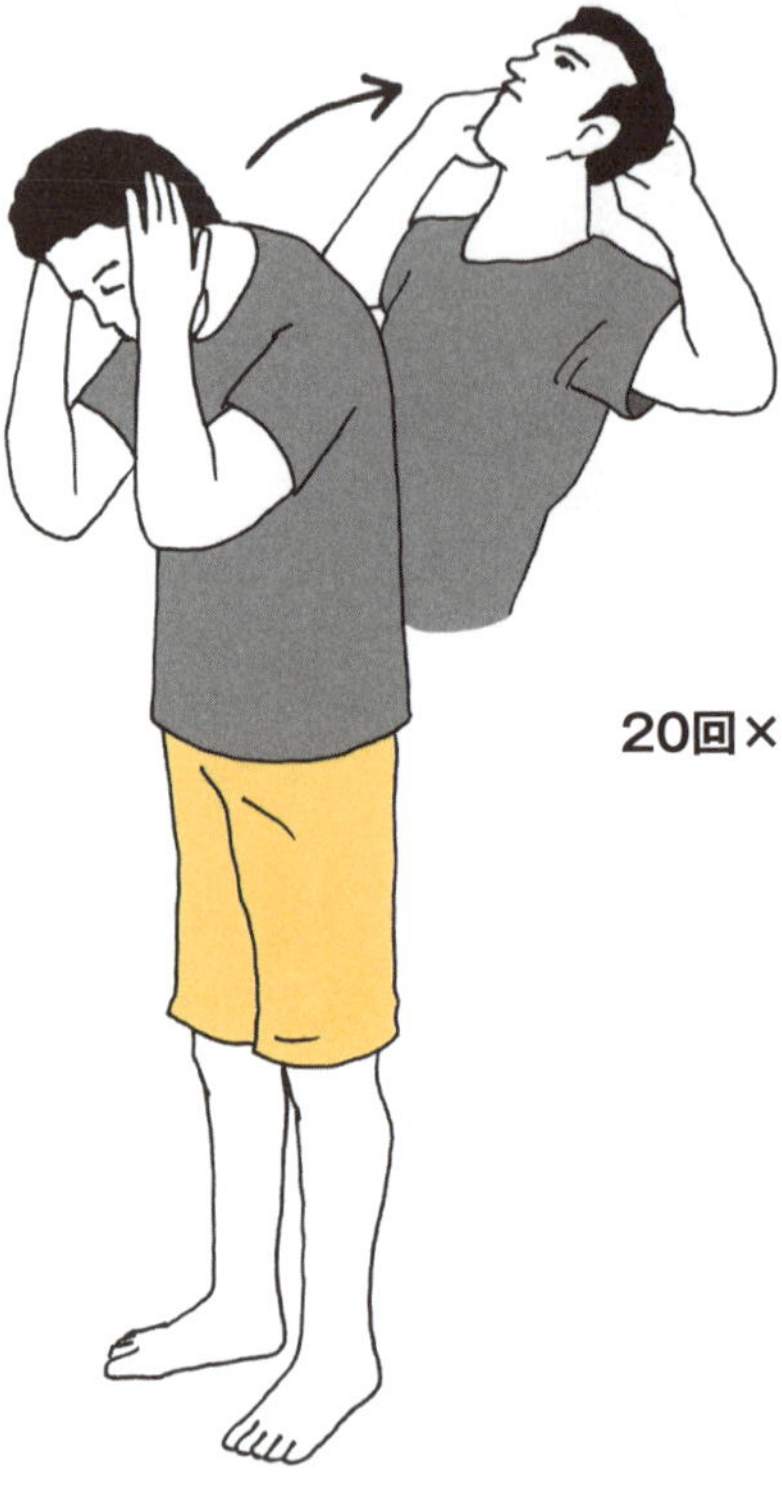

20回×1〜2セット

①両足を腰幅に開いて立ち、両手を頭の後ろに添える
②両ヒジを真横に開き、両ヒジを近づけながら、床を覗き込むように頭を前に倒す
③ヒジを広げて後ろに引き、左右の肩甲骨を寄せ、天井を見上げるように顔を上げる
——以上をリズミカルに繰り返す

僧帽筋の動的ストレッチ

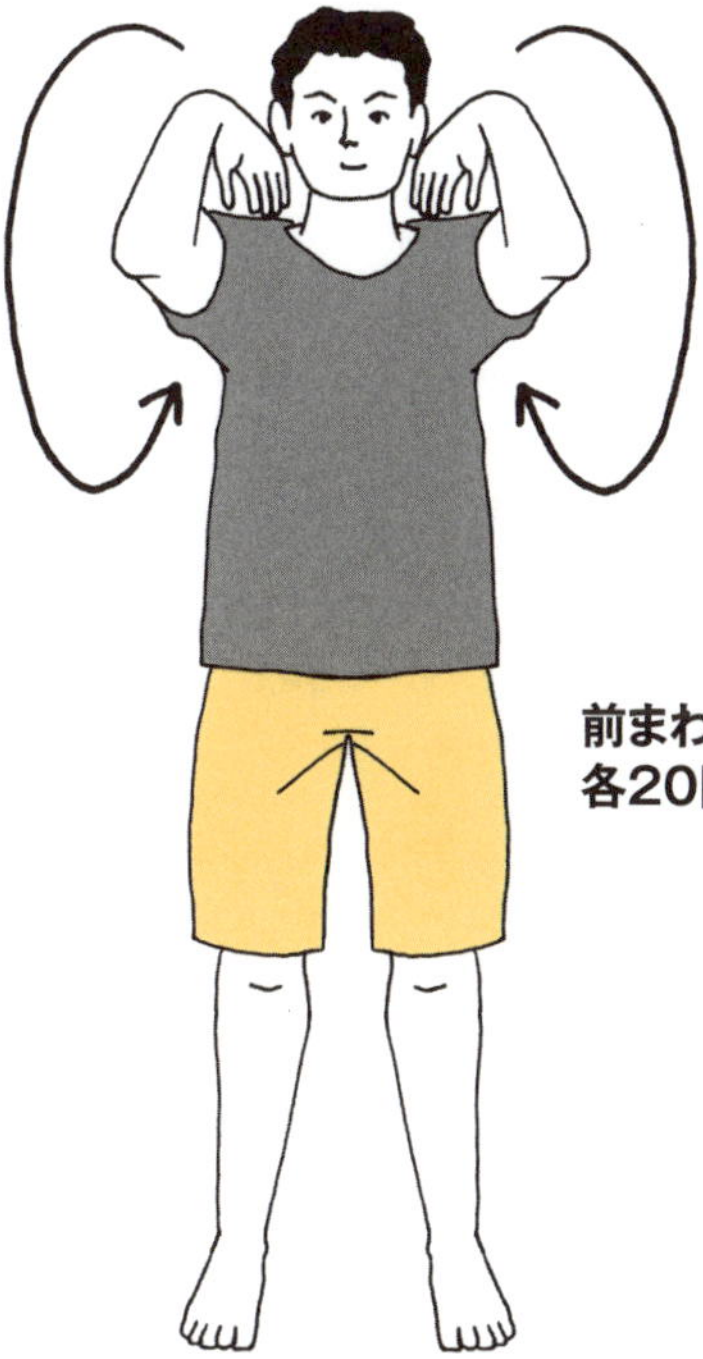

前まわし・後ろまわし
各20回×1~2セット

①両足を腰幅に開いて立ち、左右の手の指先をそれぞれの肩につける
②指先を肩につけたまま、ヒジを前方に持ち上げる
③ヒジが真上まできたら、肩甲骨を寄せるようにヒジを開きながら下ろしていく
——以上をリズミカルに繰り返し、ヒジでできるだけ大きな円を描くように前から後ろへまわす
(10回終えたら、同じように後ろから前にまわす)

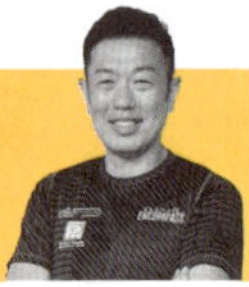

僧帽筋の筋トレ

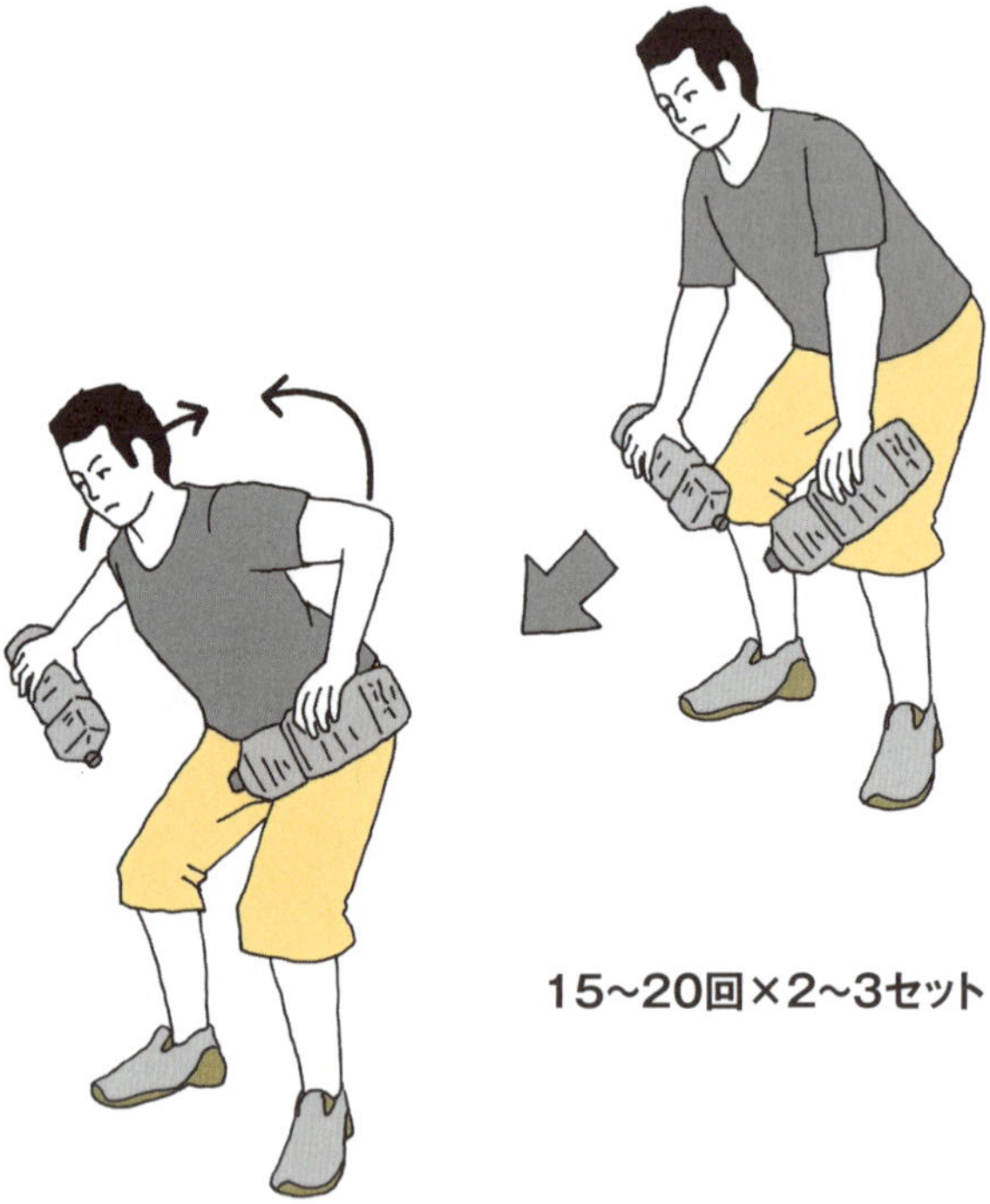

15〜20回×2〜3セット

①両手にそれぞれ1.5〜2ℓサイズのペットボトルを持ち、両足を腰幅に開いて立つ
②ヒザを軽く曲げて股関節から上体を前傾させ、肩の真下にペットボトルを下げる
③脇を開き、ヒジでリードしながら肩甲骨を寄せて、1、2、3、4と4カウントで腕を後ろに引きあげる
④5、6、7、8と4カウントで元に戻す（背中を丸めないように）
——以上を繰り返す

菱形筋の筋トレ

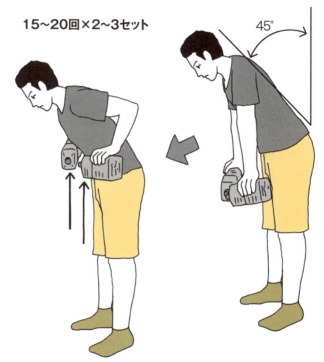

15〜20回×2〜3セット

①両手にそれぞれ1.5〜2ℓサイズのペットボトルを持ち、両足を腰幅に開いて立つ
②股関節から上体を45度ほど前傾させ、肩の真下にペットボトルを下げる
③脇を閉じ、ヒジでリードしながら肩甲骨を寄せて、1、2、3、4と4カウントでペットボトルを脇腹まで引き上げる
④5、6、7、8と4カウントで元に戻す（腰を丸めないように）
――以上を繰り返す

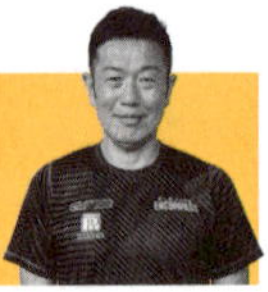

大胸筋のストレッチ

20~30秒キープ×2~3セット

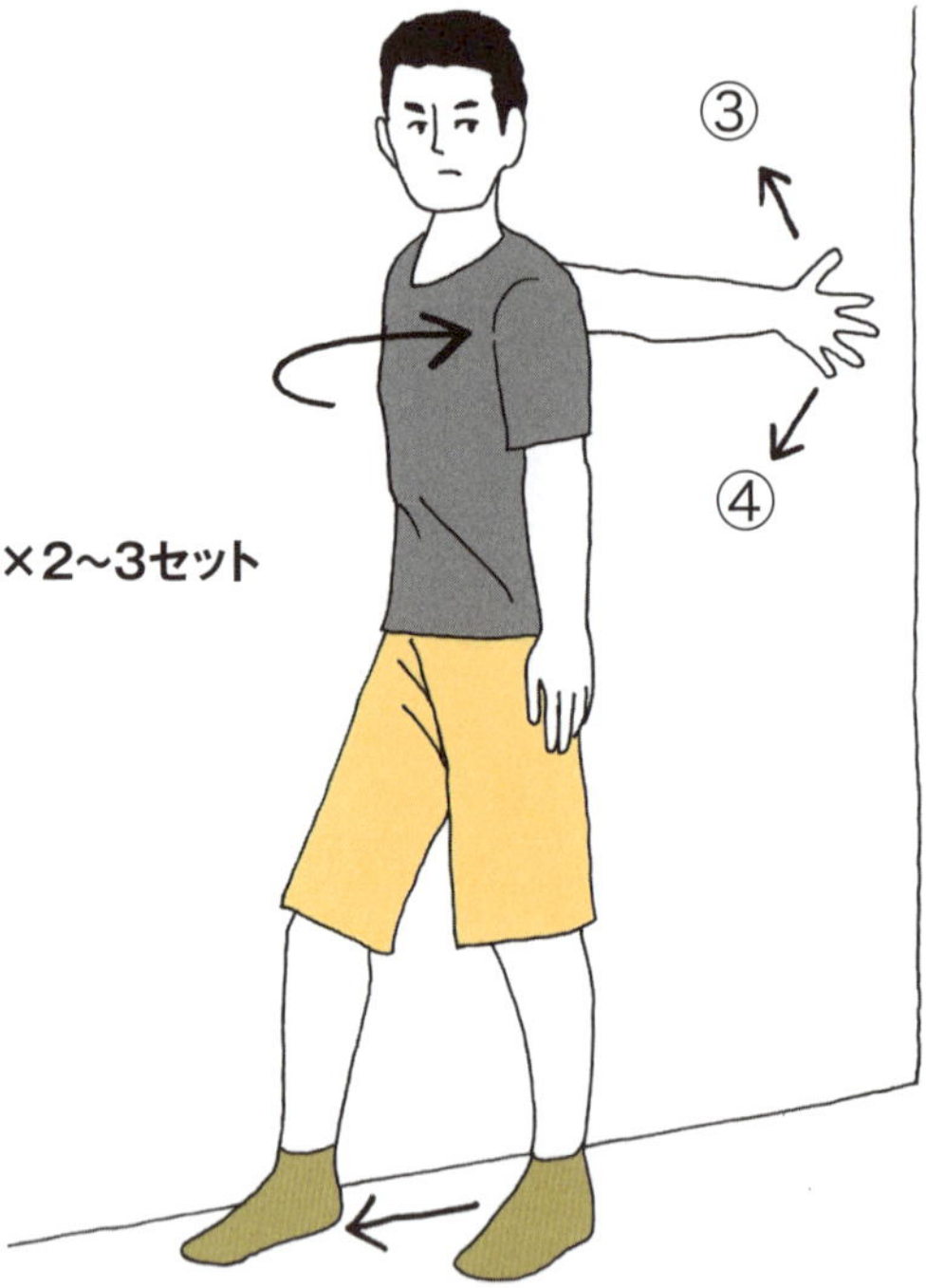

①壁を右にして立ち、右腕のヒジから先を肩の高さで壁につける（左腕は体側で下げる）
②右足を半歩前に踏み出し、上体を左へひねり、右の胸の中部を伸ばす
③次にヒジから先を壁の高い位置でつき、同じように行って右の胸の下部を伸ばす
④そしてひじから先を壁の低い位置でつき、同じように右の胸の上部を伸ばす
——左右を替えて同様に

お悩み解消ストレッチ② 四十肩・五十肩を解消しよう

「つり革を持とうと腕を高く上げると痛みが走る」
「腕が後ろにまわらない」

整形外科的な異常がないのに、これらの症状があるなら、四十肩・五十肩かもしれません。肩まわりの「**骨**」「**軟骨**」「**靭帯**《じんたい》」「**腱**《けん》」などに炎症が起こっているのです。

正式名称は「**肩関節周囲炎**《かたかんせつしゅういえん》」といいます。

四十肩・五十肩というと、中高年になれば誰でもなるものと思われがちですが、大半は肩関節と肩甲骨を動かさないことが原因です。
これも動的ストレッチで予防・解消が期待できます。

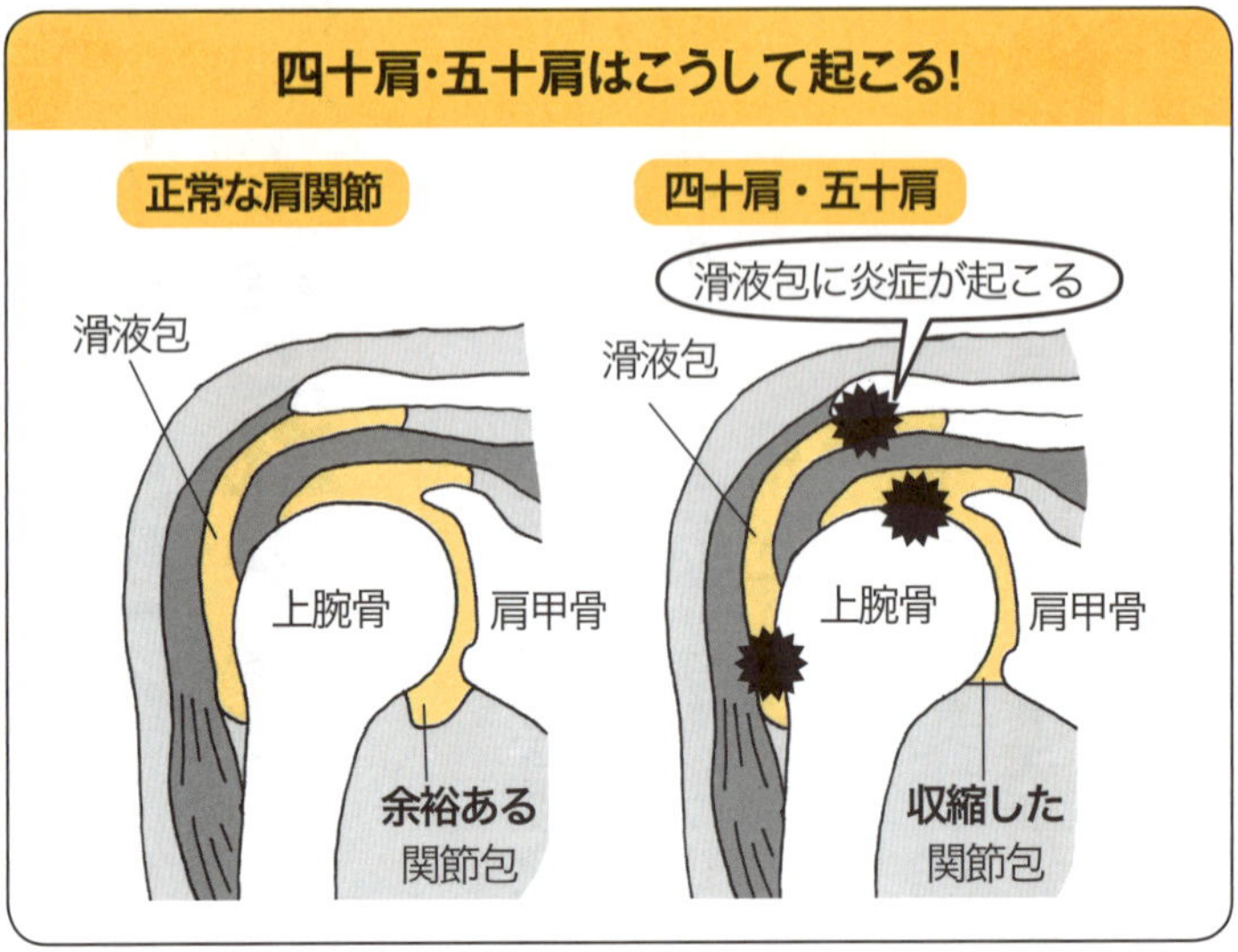

四十肩・五十肩はこうして起こる！

肩関節は、「**肩甲骨**《けんこうこつ》」の両サイドにある凹《くぼ》みに、腕の「**上腕骨**《じょうわんこつ》」の丸みを帯びた先端がハマり込んだものです。

あらゆる関節のなかで、もっとも自由度の高い関節でもあります。

腕の動きは、必ず肩甲骨の動きをともないます。これを「肩甲上腕《けんこうじょうわん》リズム」といいます。

たとえば、体側に下ろした腕を頭上までまっすぐ上げると、腕は１８０度回転します。

その際、最初の30度は肩関節のみが回転しますが、それ以降は肩関節と肩甲骨が２：１の割合で回転します。

つまり「**肩関節１３０度＋肩甲骨**

50度」で回転した結果、腕が180度回転するということです。

人体でもっとも自由度の高い肩関節と肩甲骨を動かすために、肩まわりには多くの筋肉が集まっています。なかでも背中側にある肩甲骨は、「**上腕骨**」と「**鎖骨《さこつ》**」以外とは接していないため、たくさんの筋肉にサポートされています。

肩関節も肩甲骨も動かさないでいると、これらの筋肉が衰えて硬くなってしまうのです。

猫背が常態化すると、肩甲骨は背骨から離れて固定され、動きが悪くなります。すると、肩甲上腕リズムが乱れて、肩関節の負担が増えてしまいます。

四十肩・五十肩で肩を上げたときに起こる痛みは、肩関節をひねっている「**回旋筋《かいせんきん》群《ぐん》**」（肩甲下筋《けんこうかきん》、棘上筋《きょくじょうきん》、棘下筋《きょっかきん》、小円筋《しょうえんきん》など）の腱を肩関節が挟んで生じます。

四十肩・五十肩の予防・解消には、肩関節と肩甲骨を動かす動的ストレッチが効きます。

さらに、肩関節をひねる「**回旋筋群**」を筋トレで強化すると、痛みの予防になります。

四十肩・五十肩を軽くするストレッチ&筋トレ
（ストレッチはできれば毎日、筋トレは週2、3回）

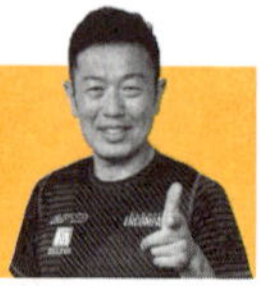

肩関節と肩甲骨の動的ストレッチ

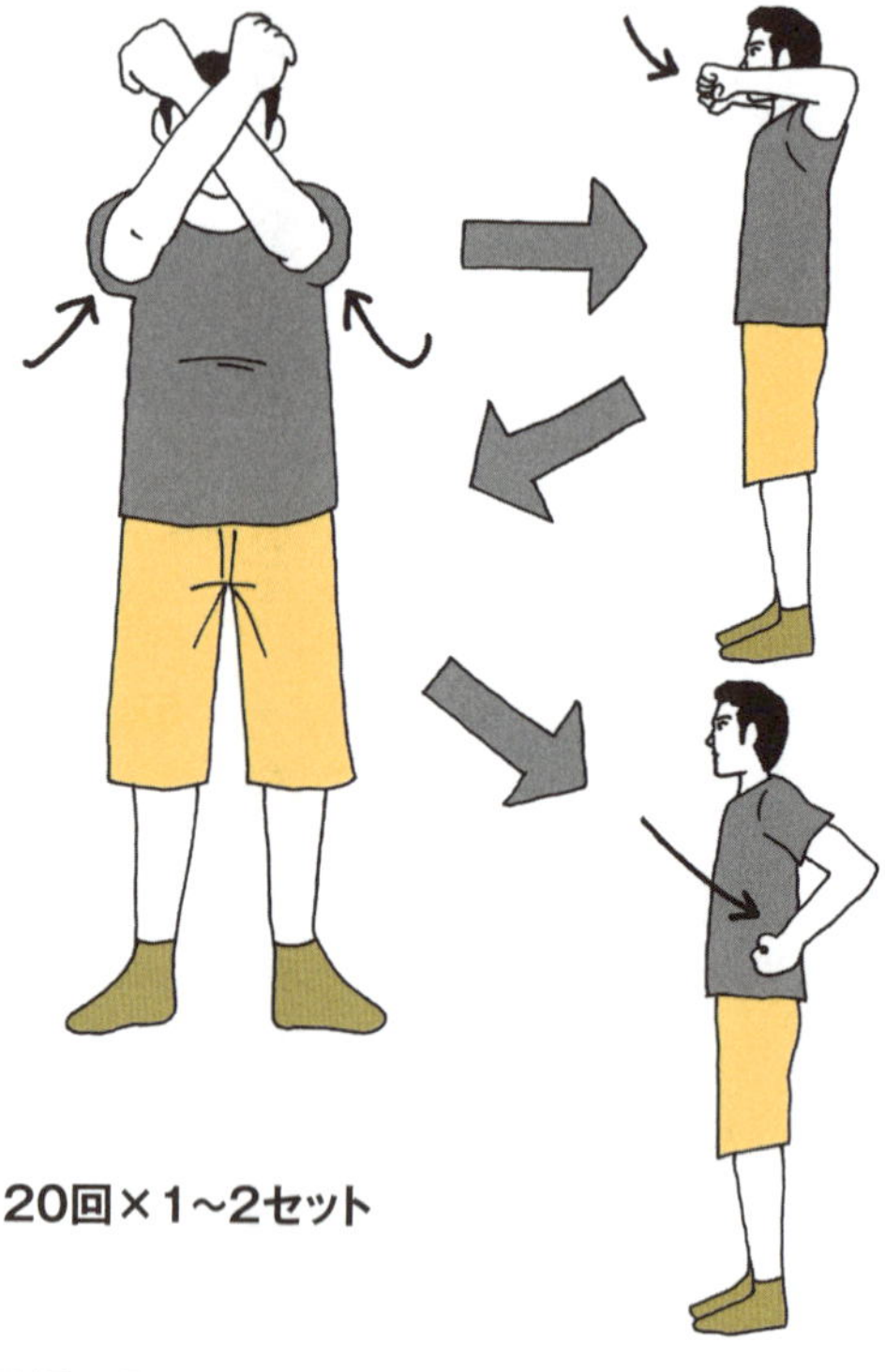

20回×1～2セット

①両足を腰幅に開いてまっすぐ立ち、背すじを伸ばす
②左右の肩甲骨を広げるように意識し、両ヒジを曲げて両腕を顔の前でクロスさせる
③両ヒジを肩の高さまで左右に開く
④ヒジが肩よりも高く上がるように、両腕を顔の前でクロスさせる
⑤左右の肩甲骨を寄せるように意識し、両ヒジを後ろに引く
——リズミカルに反復する

回旋筋群の筋トレ(アイロン運動)

10往復+10往復+左右各10回転×1〜2セット

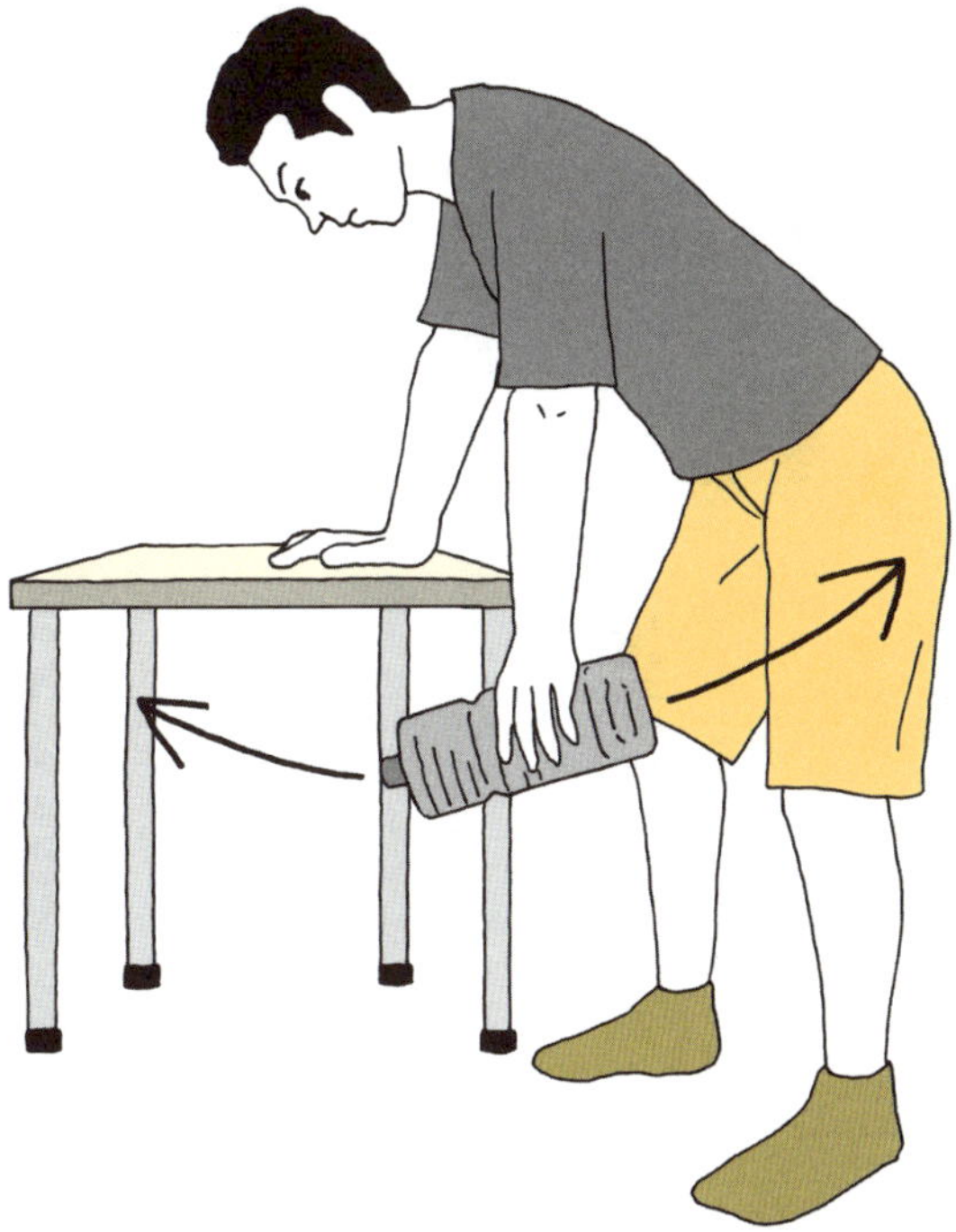

①片手に1.5〜2ℓサイズのペットボトル(またはアイロン)を持ち、反対の手をテーブルに添えて上体を股関節から深く前傾させる
②両ヒザを軽くゆるめ、ペットボトルを肩の真下に下げる
③ヒジを伸ばしたまま、ペットボトルを前後に軽く10往復振る
④次に左右に軽く10往復振る
⑤最後に時計まわりに10回、反時計まわりに10回まわす
――左右を替えて同様に

お悩み解消ストレッチ③
慢性的な腰痛を予防・解消しよう

肩こりと並んで、悩んでいる人が多いのが「**腰痛**」です。

実は、腰痛の85％は原因がはっきりわからない「**非特異的腰痛**《ひとくいてきようつう》」と呼ばれるものです。

原因が特定できる「**特異的腰痛**」は15％にとどまります。


原因が特定できる腰痛を起こすのは、「**椎間板**《ついかんばん》**ヘルニア**」「**腰部脊柱管狭窄症**《ようぶせきちゅうかんきょうさくしょう》」

重篤《じゅうとく》な「**脊椎病変**《せきついびょうへん》」、内臓の病気などがあります。

これらは病院での画像診断や精密検査で診断されます。


病院での画像診断や精密検査でも原因がわからない腰痛は、筋肉の硬さや弱さに起因するものが多いです。そうした腰痛には、ストレッチと筋トレが効くことがあります。

筋肉に原因がある腰痛の多くは、**「骨盤」**や**「背骨」**を動かさない生活から生じます。じっと座っている時間が長く、運動不足で体を動かさないと、骨盤や背骨を大きく動かす機会が減ります。

それが腰まわりの筋肉の衰えと硬さを招いて、腰痛につながりやすいのです。

背骨（椎体《ついたい》）の間には**「椎間板」**が挟まっており、歩いたり走ったりするときに、背骨に加わる衝撃をやわらげるクッション材の役割を果たしています。

この椎間板は軟骨の一種で、前述のように動かすたびに圧力の変化によって、初めて血流がうながされて新陳代謝をします。

つまり、骨盤や背骨を動かすことが少ないと、椎間板の新陳代謝が悪くなるということです。すると、背骨の周辺にダメージが加わりやすくなり、腰痛の一因となるのです。

「股関節の硬さ」も腰痛の引き金になります。

股関節は、骨盤の両サイドにある凹《くぼ》みに、太ももの骨である**「大腿骨《だいたいこつ》」**の丸みを帯びた先端がハマり込んだもので、基本的なつくりは肩関節と似ています。

骨盤や背骨を動かさないと腰痛の原因になる!

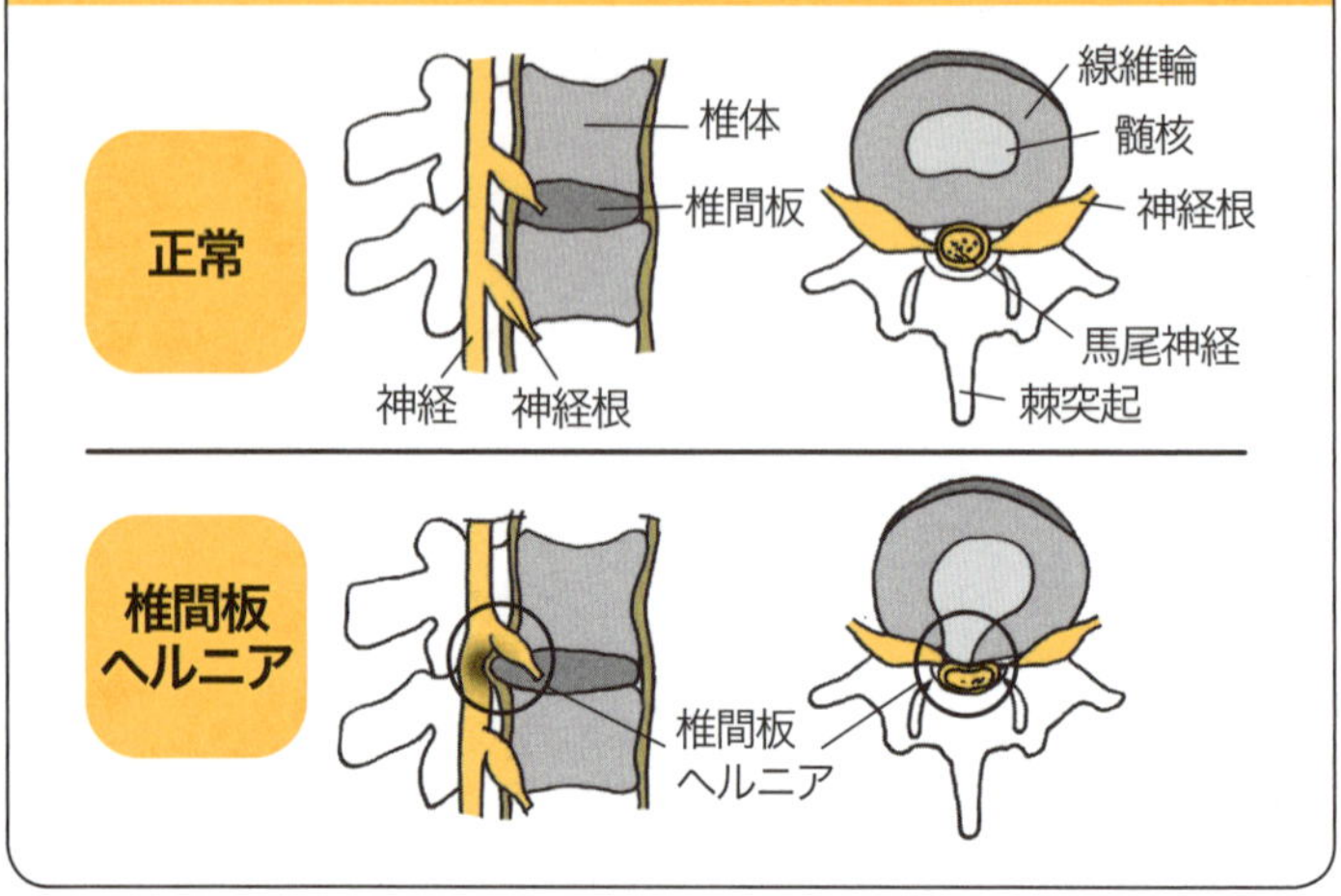

肩関節と肩甲骨の関係と同じく、骨盤と股関節も連携して動いています。

股関節を動かしているのは「**腸腰筋**《ちょうようきん》」、太もも前側の大腿四頭筋のうち「**大腿直**《だいたいちょっ》**筋**《きん》」、太もも後ろ側の「**ハムストリングス**」といった筋肉です（144ページ参照）。これらの筋肉は姿勢にかかわり、いずれも運動不足だと硬くなりやすい筋肉です。

股関節が硬くなると、それをカバーするために、連携している背骨が前屈するときなどに、余分に屈曲する必要に迫られます。それが腰痛の一因になるのです。

筋トレも、原因がはっきりしない腰痛の予防・解消につながることがあります。

鍛えるべきはお腹の深層にある「インナーマッスル」（深層筋）です。

肋骨《ろっこつ》などからなる胸郭《きょうかく》と骨盤の間にある腹部は、背骨（腰椎《ようつい》）以外に骨格がありません。

この〝骨格空白地帯〟を支えているのが、お腹のインナーマッスルである**「腹横筋《ふくおうきん》」**です。

お腹にある腹筋群のなかで腹横筋はもっとも深いところを走り、腹巻きのようにお腹をぐるりと1周しています。腹筋群でお腹を1周している筋肉は腹横筋だけです。

この腹横筋を鍛えると、コルセットを締めたように**「腹圧《ふくあつ》」**が高まり、腰椎と骨盤に加わる負担が減ります。

深呼吸で働く**「横隔膜《おうかくまく》」**、背骨同士をつなげる**「多裂筋《たれつきん》」**、尿もれや便もれを防ぐ前述の**「骨盤底筋群《こつばんていきんぐん》」**も腹横筋と一緒に働いて腹圧を高めてくれますから、腹横筋と同時に鍛えておくとより効果的です。

この4つの深層筋を「インナーユニット」とも呼びます。

股関節を動かし、お腹のインナーマッスルと太ももを鍛える!

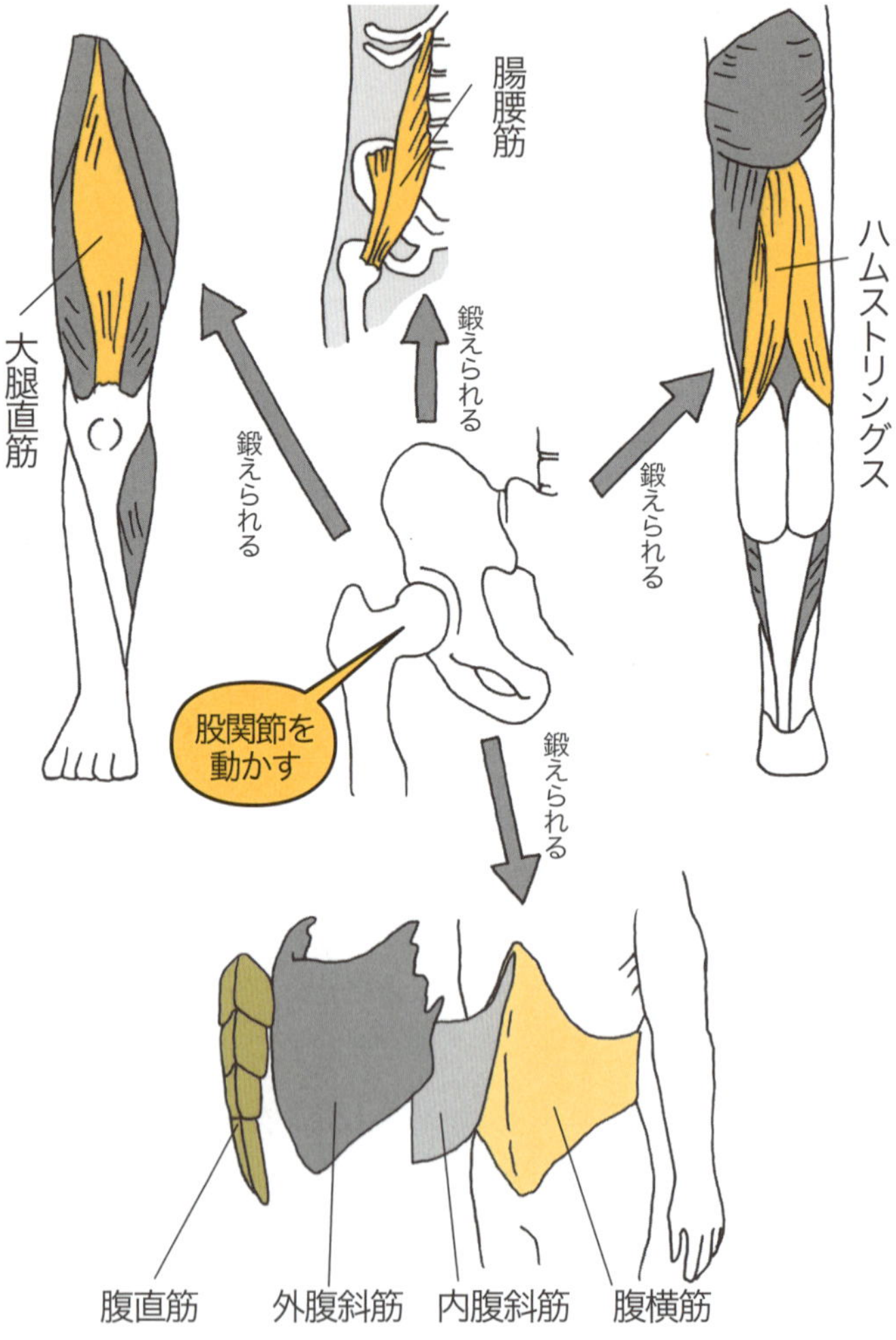

腰痛を軽くするストレッチ&筋トレ
（ストレッチはできれば毎日、筋トレは週2、3回）

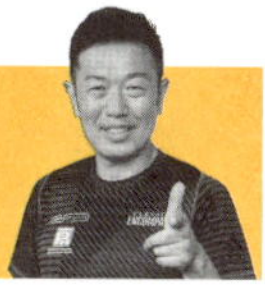

背骨の動的ストレッチ

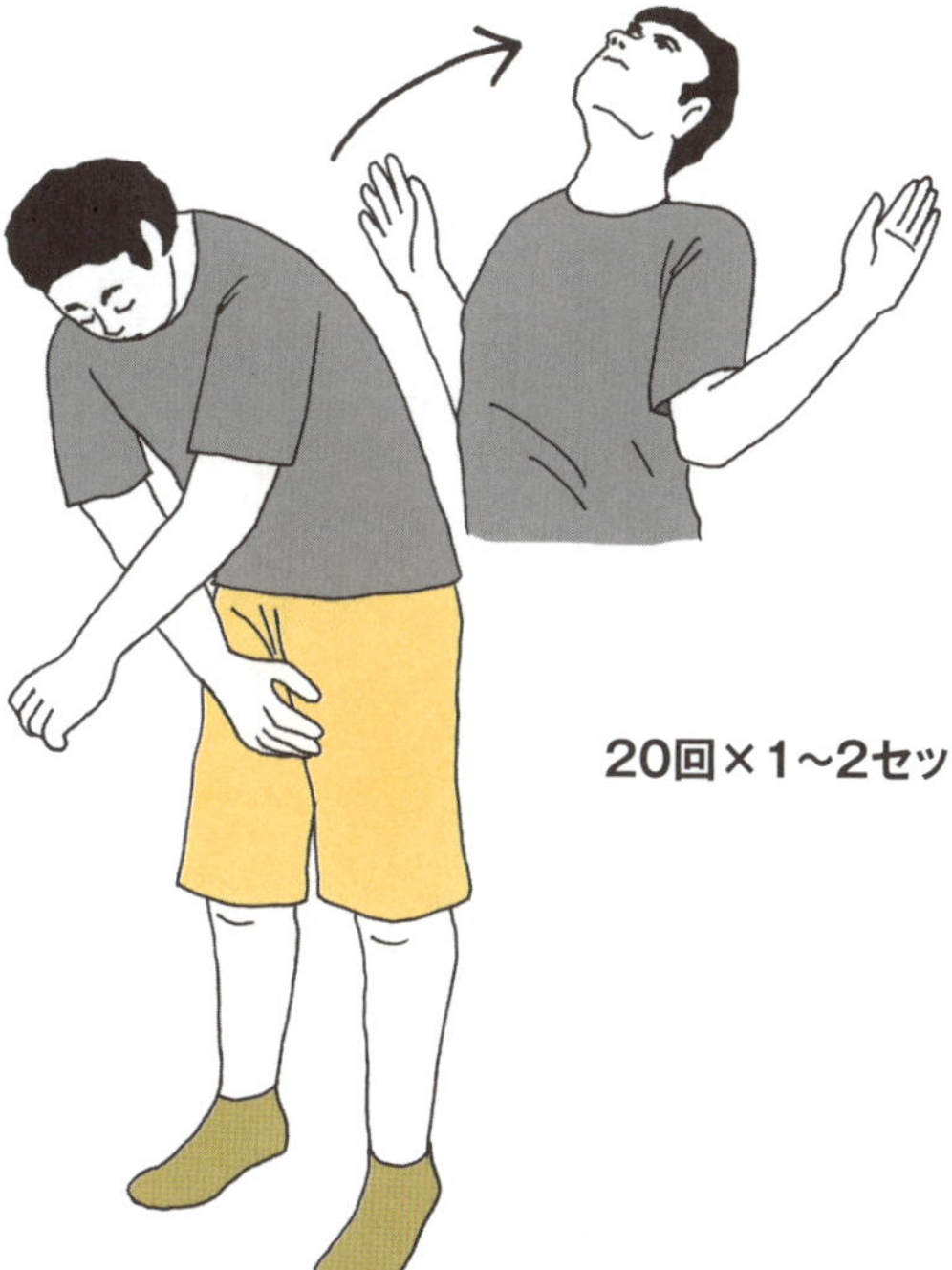

20回×1～2セット

①両足を腰幅に開いて立ち、力を抜いて背中を丸めて前傾し、両腕を下げて両手をクロスさせる
②上体を起こして、両腕を床と平行にまっすぐ伸ばし、手のひらを上に向ける
③ヒジを曲げ、肩甲骨を寄せて胸を張り、手のひらを正面に向けて指先を天井に向ける
④両ヒジを床に向かって引き下げ、鎖骨を天井に向けるように胸を広げて、顔を天井に向ける
——以上をリズミカルに反復する

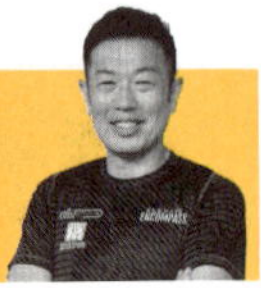

股関節（腸腰筋）のストレッチ

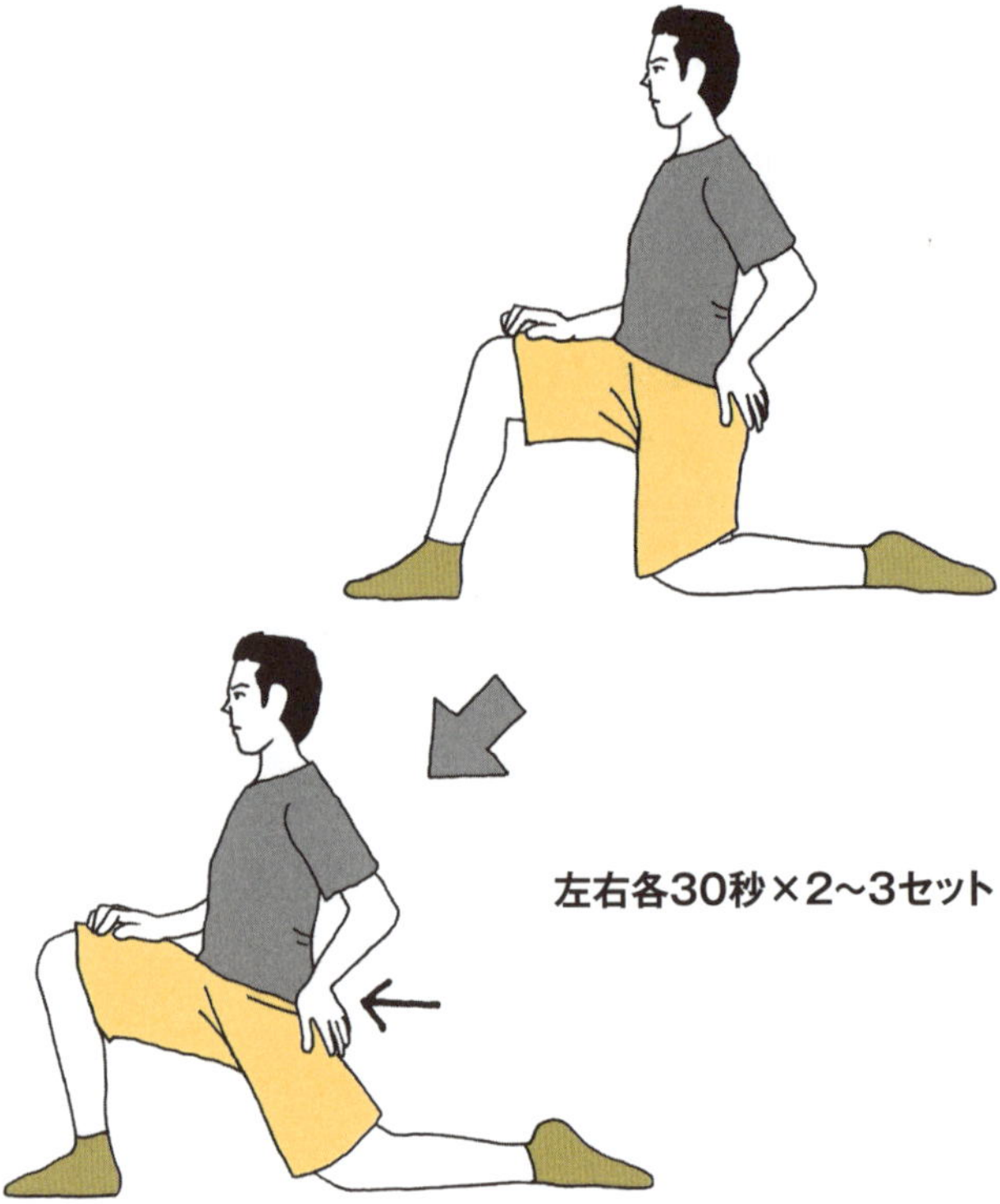

左右各30秒×2～3セット

①右脚を前に出してヒザ立ちになり、左ヒザを大きく後ろに下げる（痛い場合はヒザ下にクッションを置く）
②右手は右ももの前に、左手でお尻を前に押し出し、左の股関節を伸ばす
——以上、左右を替えて同様に

腹横筋と腹直筋の筋トレ

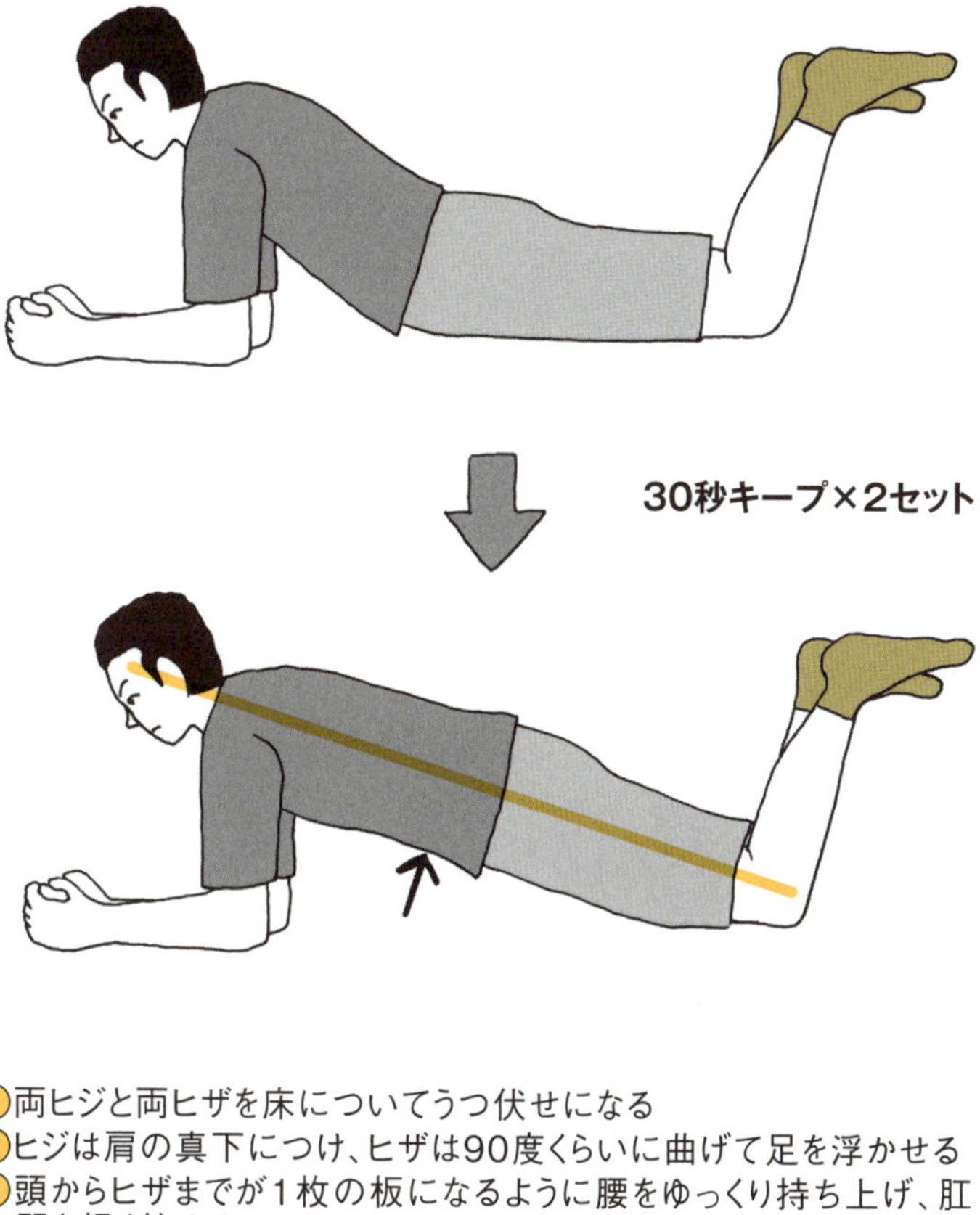

30秒キープ×2セット

①両ヒジと両ヒザを床についてうつ伏せになる
②ヒジは肩の真下につけ、ヒザは90度くらいに曲げて足を浮かせる
③頭からヒザまでが1枚の板になるように腰をゆっくり持ち上げ、肛門を軽く締める
④ゆったり深い呼吸を続けながら30秒キープ

ストレッチで血管を広げて「動脈硬化」を予防する

ストレッチで筋肉を柔らかくすることは、肩こりや腰痛といった身近な悩みに寄り添うだけではなく、生死にかかわる生活習慣病のリスクを下げることも考えられます。

すでに触れたように、日本人の死因の2位と3位を占める心臓病と脳卒中の背景には「**動脈硬化**《どうみゃくこうか》」があります。

動脈硬化の進み度合いを示す指標の1つに「**脈波伝播速度**《みゃくはでんぱそくど》」(PWV)というものがあります。

これは血管が細く硬く、血管壁が厚いほど、脈波伝播速度は速くなり、動脈硬化が進んでいることを示します。

日本の国立健康・栄養研究所などの研究で、成人５２６人（男性１７８人、女性３４８人）を調べた結果、どの年齢層でも柔軟性が低くて体が硬くなっている人ほど、脈波伝播速度が速くなっていました。

とくに40歳以降では、体が硬いほど脈波伝播速度が速くて、動脈硬化の進行が深刻だと示唆されています（Poor trunk flexibility is associated with arterial stiffening.Am J Physiol Heart Circ Physiol. 2009）。

では、なぜストレッチで柔軟性を高めると、動脈硬化のリスクが下がるのでしょうか？

1つは、**「一酸化窒素」（NO）**に関連しています。

一酸化窒素は血管を広げる働きがあり、血圧を下げて動脈硬化の進行にブレーキをかけてくれます。

何度か指摘しているように、硬くなった筋肉では、血管が圧迫されて、血流が悪くなっています。

ストレッチで筋肉を伸ばすと、血管もゆるんで、血流がよくなります。

その刺激（**ずり応力**）が血管の細胞を活性化すると、そこから分泌される一酸化窒素が増えてくるのです。

ストレッチには、動脈硬化を進める「高血糖」を抑える働きもあります。

血糖値を下げるインスリンがうまく働かない「**2型糖尿病患者**」が、43gの糖質を含むフルーツジュースを飲んだあと、40分間のストレッチをした結果、ストレッチをしなかった対象群と比べて血糖値が低く抑えられることがわかっています（Nelson et al. Journal of Physiotherapy, 57:173-178, 2011）。

また、**ストレッチで足腰の柔軟性を回復させると、間接的に動脈硬化を防いでくれます。**

ストレッチにより、股関節や足首の「**可動域**」が広がると、ウォーキングやジョギングでペースアップしやすくなります。

すると、同じウォーキングやジョギングでも消費するカロリーが増えて、動脈硬化の元凶の1つである「**内臓脂肪**」を減らしやすくなるのです。

こうした効果を知ると、ストレッチをするモチベーションが、より高まりますね！

第3章のまとめ

- □筋肉はケアすれば何歳でも柔らかく保てる
- □筋肉は動かさないと短くなってしまう
- □筋肉を動かさないと血流が悪くなる
- □姿勢を保つ筋肉は硬くなりやすい
- □胸の筋肉が硬くなり背中の筋肉が弱くなると猫背になる
- □筋肉は柔らかければ柔らかいほどいいわけではない
- □静的ストレッチは20〜30秒が最適
- □静的ストレッチは〝痛気持ちいい〟ポイントまで伸ばす
- □大きな筋肉は1方向だけでなく3方向に伸ばしてあげる

1日30分の有酸素運動が高血圧を予防する

有酸素運動には「高血圧」や「高血糖」を抑える効果も期待できます。

血圧とは、心臓が拍動して血液を押し出すとき、動脈の内側にかかる圧力のことです。

動脈の内側にかかる圧力は、心臓が収縮して血液を押し出したときの「収縮期血圧」（上の血圧）と、心臓が拡張して血液を貯めたときの「拡張期血圧」（下の血圧）があります。

診察室で測定した上の血圧が140mmHg以上、または下の血圧が90mmHgだと「高血圧」と診断されます。リラックスして血圧が低めに出やすい自宅での測定値だと、上の血圧が135mmHg以上、または下の血圧が85mmHgで高血圧が疑われます。

たとえメタボの基準を満たしていなくても、高血圧は単独でも心臓病や脳卒中のリスクを高めますから要注意です。

血圧が高くなっても、自覚症状はほとんどないことから「サイレントキラー」（沈黙の殺し屋）という物騒な呼び名がついています。

有酸素運動で血圧が下がることは多くの研究から確かめられています。

有酸素運動で血流がよくなると、血液が流れる方向に沿って「ずり応力」という力が作用し、その刺激で血管の内側をカバーする細胞から「一酸化窒素」（NO）が分泌されるためです。

一酸化窒素には血管を広げる働きがあるので、血圧が下がりやすいのです。

高血圧予防には、ほぼ毎日、「ややきつい」程度の運動を1日30分以上（10分以上なら合計して30分としてもOK）するのが理想的です。

種目としては、ウォーキングや軽いジョギング、水中運動、自転車など有酸素運動がすすめられます。

ただし、すでに高血圧と診断されている人は、運動を始める前に主治医とよく相談してください。

運動をすると一時的に血圧が上昇するため、高血圧の重症度によっては、運動が逆効果になることもあるからです。

高血圧予防のためには、この他にも減塩（1日6g未満）、食生活の改善、減量、節酒、禁煙といった生活習慣の見直しも求められます。

有酸素運動を始めたら、並行してこれらも見直してみてください。

第4章

体を鍛えれば脳も鍛えられる

積極的に体を動かすと**認知症の予防**につながる

超高齢化が進んでいる日本で、もっとも懸念されている病気があります。

それは「**認知症**」です。

ある医師たちの飲み会で、「自分が一番かかりたくない病気は何か?」という話になったとき、ほとんどの医師が「認知症」と答えたといいます。

認知症は、記憶力や判断力がひどく低下して、正常な日常生活が営めなくなる状態です。正しくは病名ではなく、記憶力低下などの「症状」を示す言葉です。

認知症ではないものの、年齢相応よりも認知機能が低下した状態を「**軽度認知障害**」といいます。

軽度認知障害を放置すると認知症になりやすいのですが、症状が軽度なら努力次第でか

なりの割合は年齢相応に戻るとされています。

認知症を予防すると聞くと、多くの人の頭に真っ先に浮かぶのは**「脳トレ」**でしょう。2005年以降、しばらくは脳トレブームが続きました。簡単な計算や音読などをすると、脳で認知を担っている部分が活性化するとわかったからです。

ところがその後、計算や音読などで脳を活性化できたとしても、それは必ずしも認知症の予防にはつながらないという報告が相次ぎました。

私自身は、計算や音読などによる脳の活性化が、認知症予防にまるで役立たないとは考えていません。

動かさないと筋肉が落ちて体力が低下するように、脳も使わないと能力が落ちて認知機能が低下する恐れがあると思うからです。

しかし、それ以上に私は、**積極的に体を動かすことが認知症予防につながると考えています。**

運動習慣の有無と、認知症の多くを占める**「アルツハイマー型認知症」**の発症の危険度を調べた研究があります。

まったく運動しない人の危険度を1とすると、早歩き程度の強度の運動を週3回以上やっている人のリスクは、半分の0.5に抑えられることがわかりました。それより遅いペースで歩く程度の強度の運動を週3回以上やっている人でも、リスクは0・67と、30％以上も低く抑えられたのです（Laurin D. et al, 2001）。

日本でも、脳を刺激するだけではなく、運動と組み合わせて認知症予防に役立てようという動きが出てきています。

その代表が日本の国立研究開発法人・国立長寿医療研究センターが開発した**「コグニサイズ」**というプログラムです。

コグニサイズとは、**「認知」**（コグニション）と**「運動」**（エクササイズ）を組み合わせた造語で、運動をしながら脳活性できるように考えられています。

たとえば、その場で足踏みしながら3の倍数で手を叩いたり、ステップを踏みながら3の倍数で拍手をしたりするものです。

バランスボールに座っていれば自然と脳が鍛えられる

認知症といってもその中身はさまざまですが、共通点はあります。

認知症は年をとることが最大のリスクということです。

厚生労働省によると、65〜69歳で認知症にかかっている人の割合はわずか2.2％ですが、そこから5歳ごとに倍増。85歳以上になると55・5％、つまり半数以上が認知症にかかっています。２０２０年に認知症患者は６３１万人に増加すると予測されています。

アルツハイマー型認知症には治療薬も開発されていますが、すべての認知症に効く治療薬はまだ存在しません。認知症の最大のリスクである加齢はとめられませんから、どうしたら予防できるかを真剣に考えなくてはなりません。

日本の認知症の年齢別割合

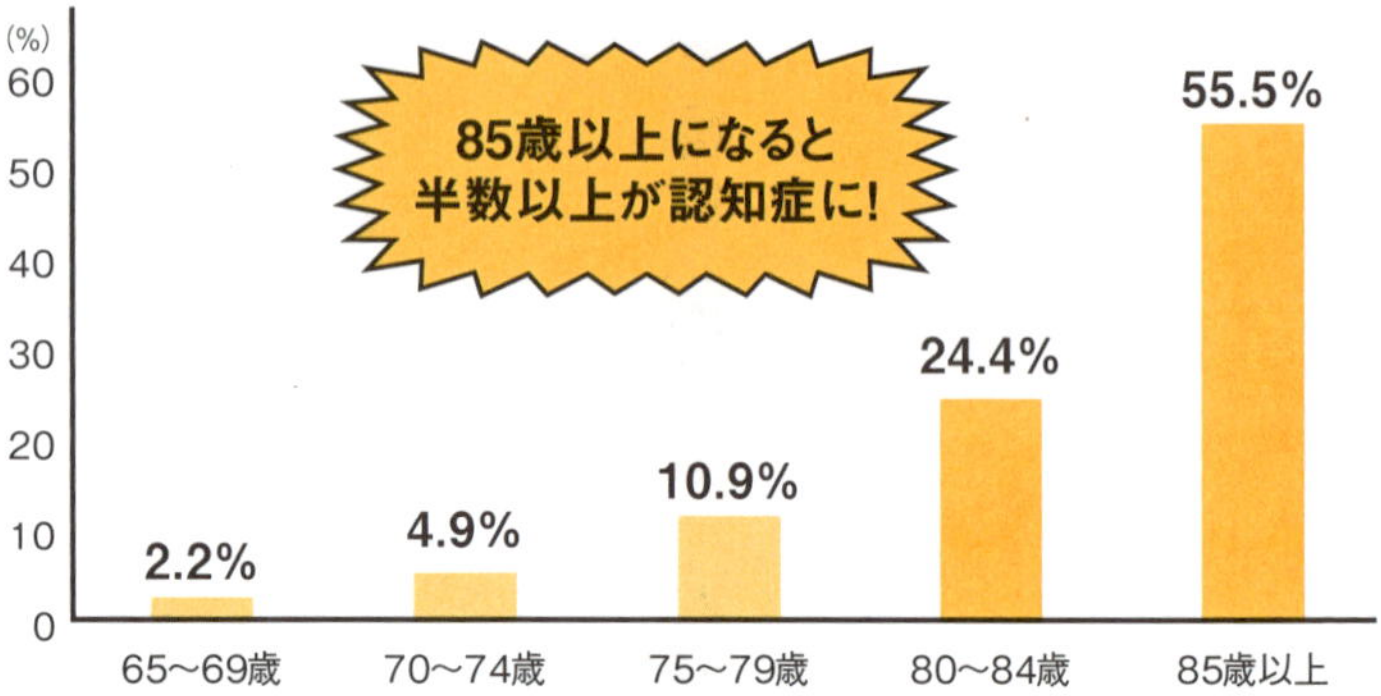

出典:「日本における認知症の高齢者人口の将来推計に関する研究」
（平成26年度厚生労働科学研究費補助金特別研究事業）より算出

日本での認知症の増加予測

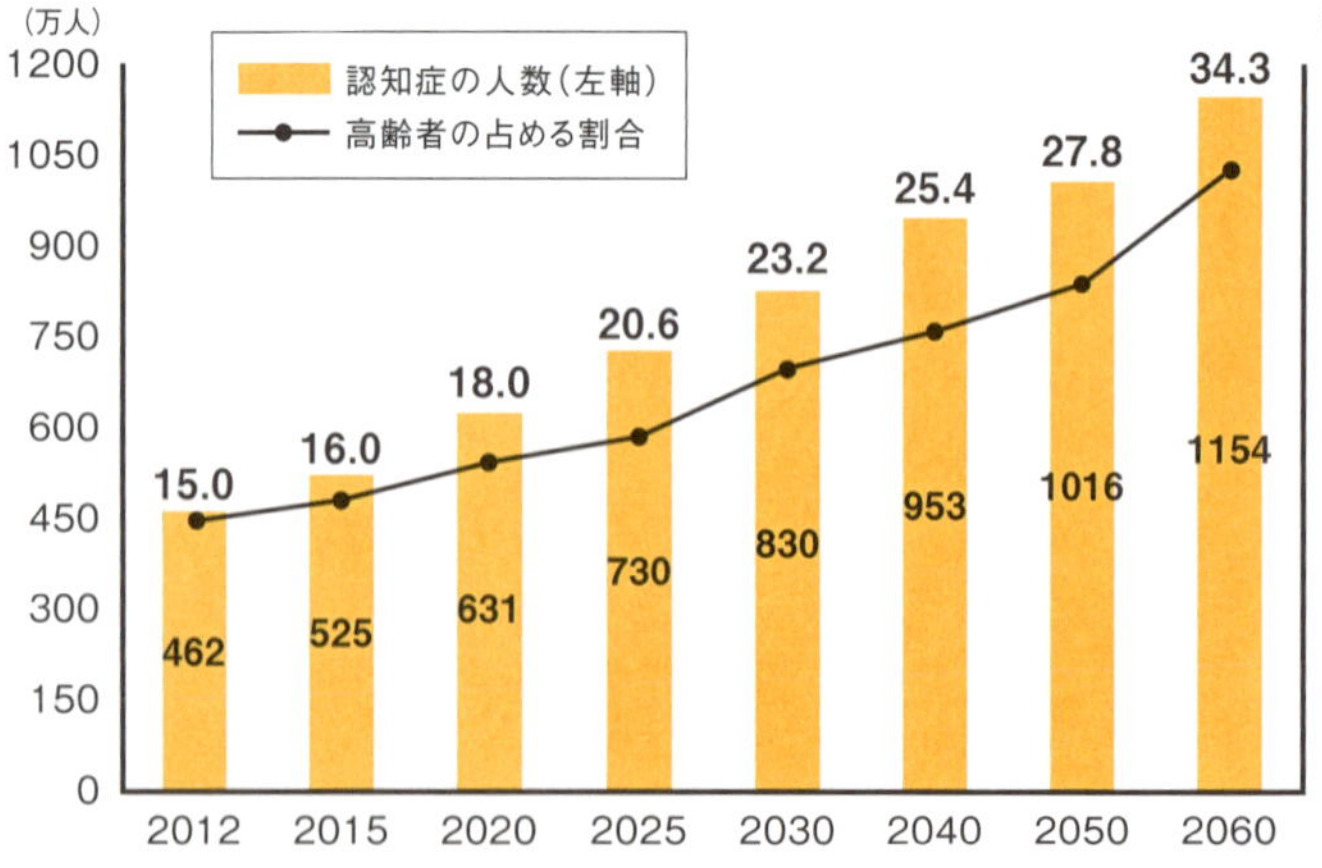

出典:認知症施策推進総合戦略（新オレンジプラン）〜認知症高齢者等にやさしい地域づくりに向けて〜の概要（厚生労働省）をベースに作成

私が認知症予防に有効だと考えている脳トレは、「バランスボール」の活用です。

バランスボールは、椅子のかわりに使われたりする大きめのゴムボールで、2000年代から日本でも目にする機会が増えました。

いまはアスリートのトレーニングギアとして有名ですが、もともとは神経系のリハビリテーションツールとして医療用に使われてきた歴史があります。

バランスボールは、1963年にイタリアで開発されました。

それを隣国スイスの理学療法士たちが、神経系に障害を持つ子どもたちのリハビリに使ったところ、一定の成果をあげたことから世界的に脚光を浴びるようになったのです。

1970年代に入ると、バランスボールはアメリカで「**小児麻痺**《しょうにまひ》」のリハビリにも使われるようになりました。

バランスを保とうとすると脳が活性化し、脳の血流がうながされるからです。

ちなみにアメリカでは、バランスボールはスイス発祥と思われていたので、「スイスボール」という愛称で広がりました。

職場でバランスボールを活用すると
脳活性して能率もアップ！

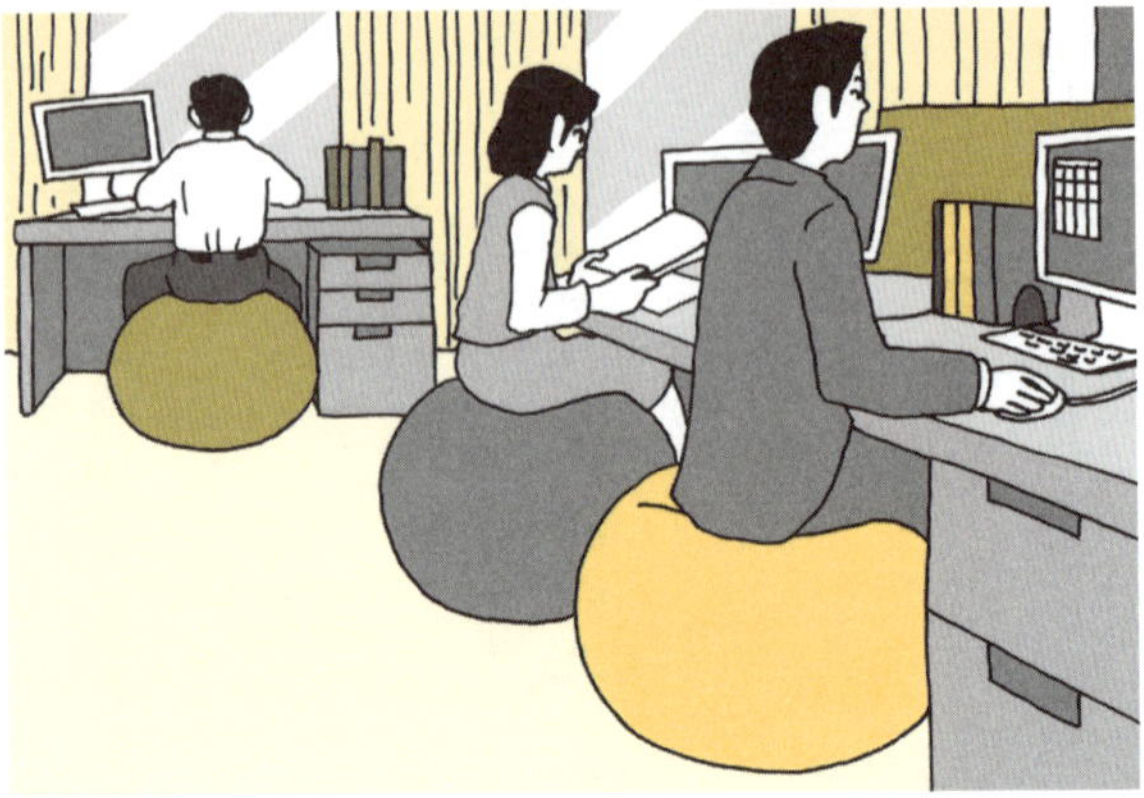

こうした経緯から、私はバランスボールをアスリートのトレーニングだけではなく、一般向けに脳活性のツールとして活用しており、高齢者向けの講習会でも積極的に紹介しています。

バランスボールはゴムボールだけに動きが不安定なので、わずかな力を加えるだけで、ゴロゴロと思いも寄らない方向へ転がってしまいます。

普通の椅子と違い、バランスボールに座ると、体はぐらぐらと不安定な状態に置かれることになります。

その状態で姿勢を保とうとすると、上半身、体幹、下半身の筋肉が総動員されるようになるのです。

すると、体の表面に近い部分にあるアウターマッスル（表層筋《ひょうそうきん》）だけでなく、普段の生活ではあまり使われない体の深い部分にあるインナーマッスル（深層筋《しんそうきん》）まで稼働します。どちらの筋肉も運動神経を介して、脳によって支配されています（すでに触れたように、脳の意のままに動かすこれらの筋肉を「**随意筋**《ずいいきん》」といいます）。

その随意筋を動かすときは、必ず脳が働いています。

バランスボールに座ると、アウターマッスルからインナーマッスルまで多くの随意筋が働きますから、脳に対する刺激もそれだけ大きく、認知症予防に最適なのです。

バランスボールに座って大脳と小脳の血流を増やそう

バランスボールで直接的に鍛えられるのは、認知機能に深くかかわる「**大脳**《だいのう》」で体を動かす指令を出す「**運動野**《うんどうや》」と、大脳の真下にある「**小脳**《しょうのう》」です。

これらは「**脊髄**《せきずい》」と連携しながら、全身の運動機能を調整しており、バランス感覚や手足の細かい動きをコントロールしています。

子どもの頃に一度自転車に乗れたり泳ぎを覚えたりすると、長いブランクがあっても生涯にわたって自転車に乗れたり泳げたりするのは、小脳に運動パターンがずっと記憶されているからです。

ちなみに、深酔いすると千鳥足《ちどりあし》になるのは、アルコールの作用で小脳の機能が一時的に麻痺してしまうからです。

バランスボールで大脳の運動野や、小脳との随意筋の連携が強化されると、バランスをとる能力が向上して高齢者の転倒予防にもつながります。

高齢者が転倒して骨折すると認知症にかかりやすくなりますから（180ページ参照）、その意味でもバランスボールは認知症予防に役立つといえます。

バランスをとる能力が高まると、ウォーキングやジョギング、筋トレをするときにも、体の動きを上手にコントロールできるようになります。

正しいフォームもとりやすくなり、より安全にトレーニングできるようになるのです。

認知症の予防を意識してバランスボールを使うなら、ボールに座りながら大脳の運動野以外の部分まで刺激しましょう。

体を動かしながら脳を使うという点では、コグニサイズと同じ発想です。2つの課題に同時に取り組む**「デュアルタスク」**をします。

私が脳トレとしてバランスボールのエクササイズを指導するときには、次のようなステップで進めます。

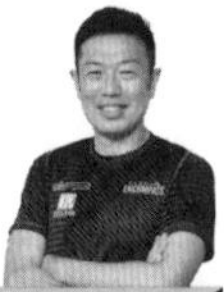

バランスボールを使った脳トレプログラム

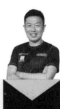

ステップ1　ボールに座って夕食のメニューを思い出す

　バランスボールに両脚を開いて座り、両手を太ももに置いたまま、昨日の夕食を思い出します。

　昨夜の夕食のことならほとんどの人は覚えていますが、前々日、その前の日とさかのぼっていくにつれて、記憶があやふやになります。

　そのあやふやな記憶を必死に思い出そうとすると、記憶を担っている大脳の部分（側頭葉《そくとうよう》）の血流が増えて活性化します。

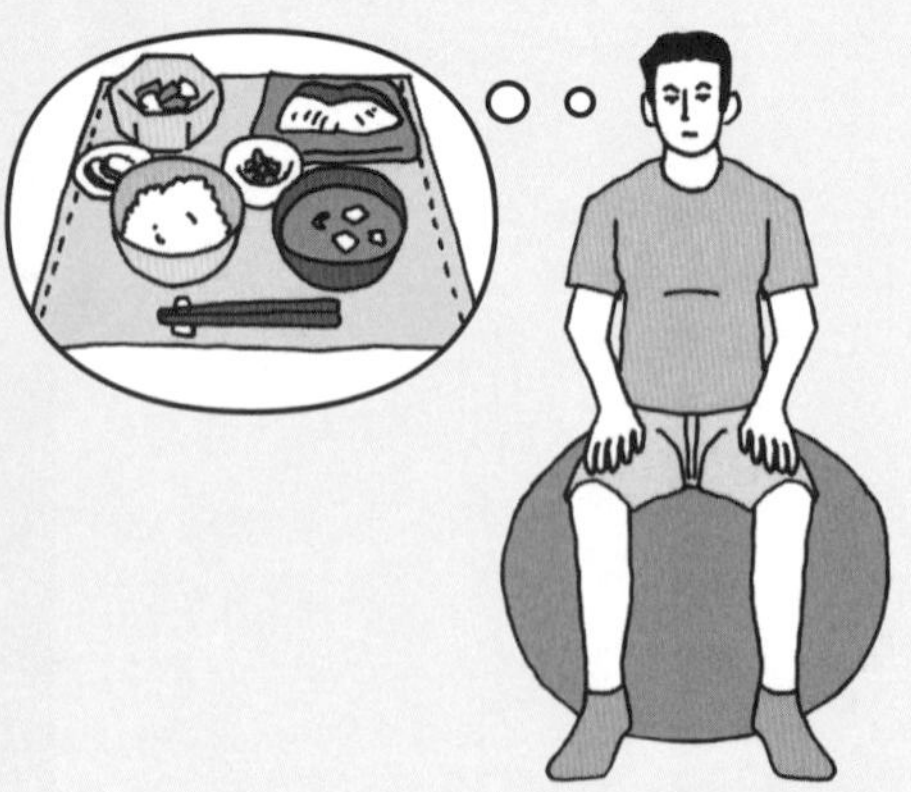

※高齢者は転倒に注意し、万一転倒しても安全な場所で行いましょう

ステップ2　ボールに座って計算問題を解く&相手と同じ動きをする

次はバランスボールに座ったまま、シンプルな引き算に挑戦します。

１００から7ずつ引いて93、86、79、72、65、58……と声に出して読み上げてみるのです。

これで思考を担っている大脳の部分（前《ぜん》頭葉《とうよう》）の血流がアップして活性化します。

講演会では、私の動きを見て、同じように動いてもらいます（これを「ミラーリング」と呼びます）。

すると、視覚を担っている大脳の部分（後頭葉《こうとうよう》）の血流が増えて活性化します。

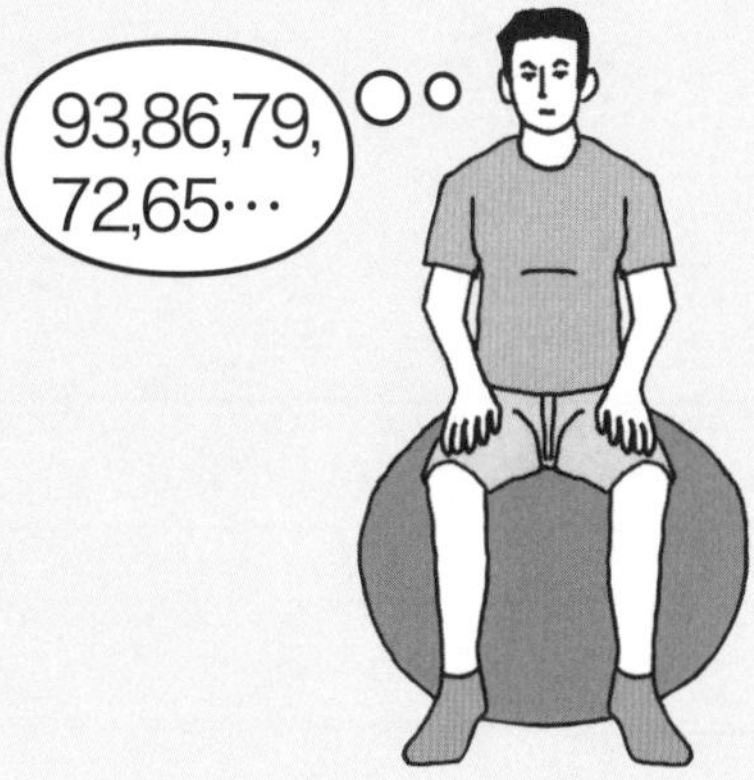

ステップ3　両脚を狭めてバランスをとる

続けているうちに徐々にバランス能力が高まってきたら、両脚を狭めて座ってみましょう。両脚を狭めるだけで支持面が狭くなるので、ボールの動きが不安定になり、難易度が高まります。

最終的には両脚をぴったり閉じてみましょう。すると、随意筋にも小脳にも大脳にも、より多くの刺激が入るようになります。

そうしてボールに座ったままで昨日の夕食で食べたものを思い出したり、100から7ずつカウントダウンしたりします。

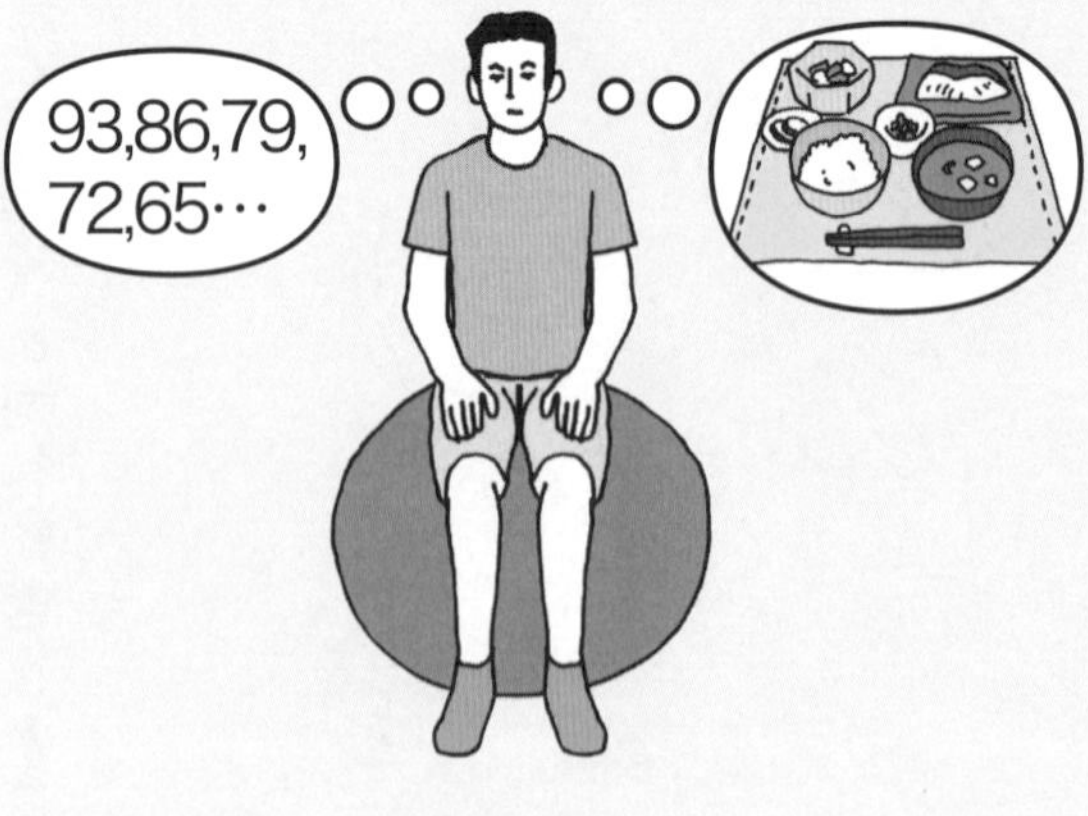

ステップ4 片脚を浮かせてバランスをとる

両脚をぴったり閉じて姿勢が保てるようになったら、今度は片脚を少し床から浮かせてみましょう。

これでボールの動きはいっそう不安定になり、脳トレ効果も高まります。そのとき、バランスをとるために両腕は左右に広げておきます。両腕を下げるほど重心が下がるのでバランスを保ちやすくなります。

しばらく続けて慣れてきたら、両手を太ももに置いたままで姿勢を保つトレーニングをしてみてください。脳トレの内容はこれまでと同じです。

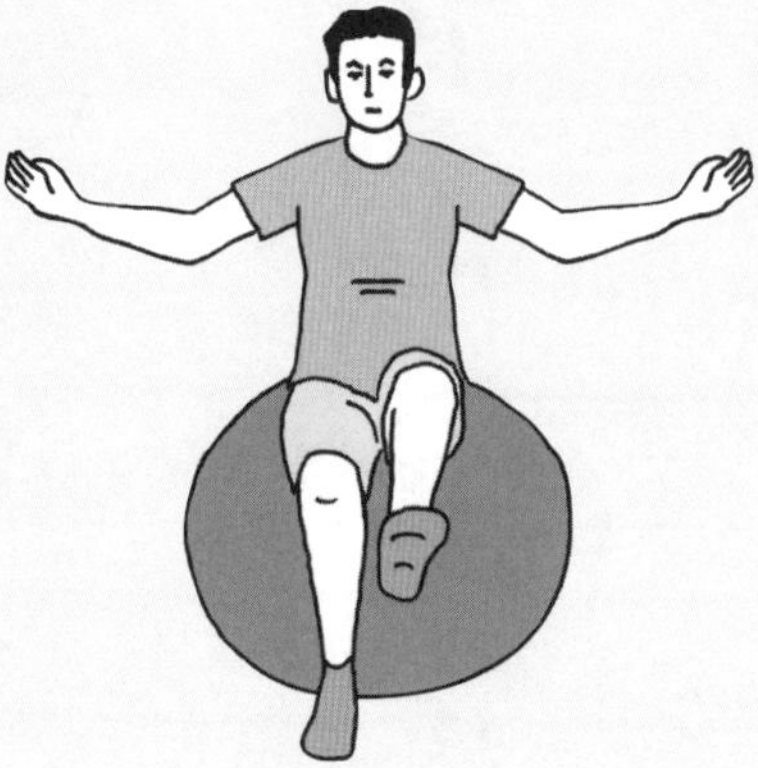

ステップ5　両眼を閉じてバランスをとる

ステップ４が楽にできるようになったら、最終的には両目を閉じて同様に行います。

ステップ４と同じように、始めは両腕を左右に広げて行い、慣れてきたら両手を太ももの上に置いたまま、バランスを保って座りながら大脳を使うトレーニングをしてみましょう。

これができるようになったら、かなりの上級者です。

認知症予防にも効果的です！

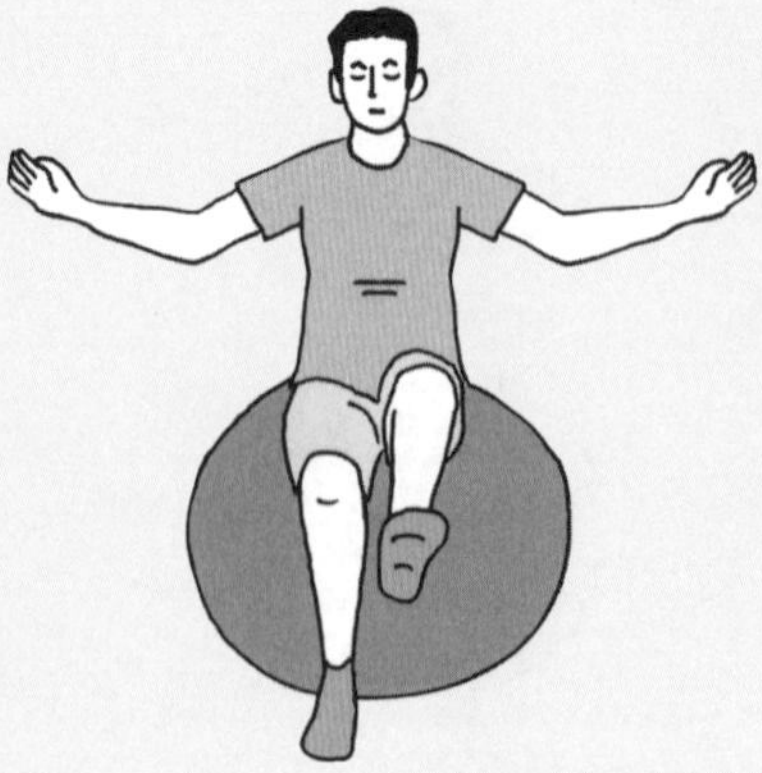

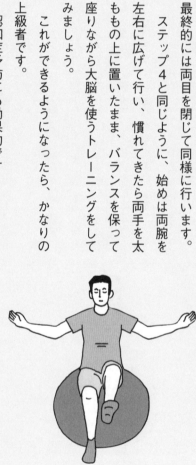

運動が脳に効く理由を知って モチベーションをさらに高めよう

バランスボール以外にも、第1章で紹介したウォーキングなどの有酸素運動、第2章で紹介した筋トレにも、認知症の予防効果があります。

東北大学加齢医学研究所などの研究で、4週間の筋トレと有酸素運動を組み合わせた「サーキットトレーニング」で、認知機能が向上したという報告があります。

対象となったのは、60歳以上の男女64人です。自らの記憶機能に問題を感じておらず、認知機能を妨げる抗うつ剤などの薬を使っておらず、「**脳溢血**《のういっけつ》」、重度の「**高血圧**」、「**糖尿病**」といった脳に関わる病気にかかったことがない人たちです。

この研究では、対象者を無作為に32人ずつ2つのグループに分けました。

1つのグループは、筋トレと有酸素運動を交互に30秒間隔で繰り返すサーキットトレーニングを1回30分、週3回指導しました。もう1つのグループには、何も運動の指導をしませんでした。

そして4週間後、「実行機能」「エピソード記憶」「作業記憶」「読解力」「注意力」「処理速度」といった認知機能をテストしたところ、サーキットトレーニングをしていたグループでは、実行機能、エピソード記憶、処理速度の認知機能で改善が見られたのです。

そもそもなぜ、このように運動が脳に効くのでしょうか？

専門的な話になりますが、これには**「脳由来神経栄養因子《のうゆらいしんけいえいよういんし》」**（BDNF）と**「カテプシンB」**という物質がかかわっています。

BDNFというのは、脳の神経細胞などが分泌する物質です。神経細胞の発生から成長、維持、再生などの機能に関与しています。

BDNFがとくに高濃度なのは、大脳で記憶を司る**「海馬《かいば》」**というところで、記憶や学習に関与しているという説が有力です。

マウスでの実験ですが、ＢＤＮＦの発生量が低いと、学習能力が下がることがわかっています。人間でも、うつ病患者や重度のアルツハイマー病患者では、海馬でＢＤＮＦの量が低下しています。

有酸素運動や筋トレを続けていると、海馬などでのＢＤＮＦの分泌が増えてきますから、認知機能を上げるのに役立つ可能性が高いです。

長期間にわたる有酸素運動により、海馬の神経細胞が増えたという報告もあります。

かつて、脳の神経細胞は一度死ぬと二度と復活しないと考えられていましたが、現在ではＢＤＮＦなどの働きで新生することがわかっているのです。

もう1つのカテプシンＢというのは、筋肉が分泌する物質です。

筋肉は運動などの刺激により、**「マイオカイン」**と総称される物質を出していますが、カテプシンＢもマイオカインの一種です。

カテプシンＢは〝脳の関所〟ともいえる**「血液脳関門」**を通過して、記憶と学習の要となる海馬に作用してＢＤＮＦのレベルを高めてくれます。

そして、海馬での神経細胞の新生がうながされ、認知機能の向上が見込めるのです。

医者も怖がる認知症の原因となる4つの病気とは？

この章で述べてきた認知症の原因になる病気を説明します。おもに次の4つがあります。

- **アルツハイマー型認知症**
- **レビー小体型認知症**
- **脳血管性認知症**
- **前頭側頭型認知症**

アルツハイマー型認知症は、日本人の認知症の60％以上を占めています。

脳に「**アミロイドβ《ベータ》**」や「**タウ**」というたんぱく質が蓄積して発症しますが、その原因はわかっていません。

レビー小体型認知症は、脳内に「**レビー小体**」というたんぱく質がたまり、神経細胞がダメージを受けて生じます。

日本ではアルツハイマー型認知症に次いで多く、高齢者の認知症の20％ほどを占めます。これも原因はわかっていません。アルツハイマー型認知症は女性に多いのですが、レビー小体型認知症は男性に多いという特徴があります。


脳血管性認知症は、**「脳梗塞」**や**「脳出血」**といった脳の血管の障害によって生じます。脳の血管に障害を引き起こすのは、**「高血圧」**や**「糖尿病」**といった生活習慣病です。日本人にいちばん多いのは、脳の深部を行き交う神経線維の連絡が絶たれるタイプで、アルツハイマー病を併発していることも少なくありません。


前頭側頭型認知症は、脳の**「前頭葉《ぜんとうよう》」**と**「側頭葉《そくとうよう》」**が変性する指定難病・前頭側頭葉変性症から生じます。

前頭葉は額の奥で、「認知」「記憶」「意欲」などを司っている部分です。

側頭葉は耳の奥にあり、「言語」「記憶」「聴覚」などを司っている部分です。

同じ言葉や行動を繰り返す、人格・性格が極端に変わる、万引きなどの反社会的な行いを平気でするといった症状が知られています。

食後30分以内の有酸素運動で高血糖を避ける

ご飯やパンのように「糖質」を多く含む食事をすると、血糖値が上がります。

その血糖を体内細胞にとり込むことで血糖値を下げる「インスリン」というホルモンの分泌が少ないか、効き目が落ちると「**糖尿病**」になります。

糖尿病とは血糖値が高くなりすぎて、下げられなくなる病気です。

日本人の場合、糖尿病の95％以上は血糖値が上がりやすいという体質に加えて、運動不足や過食といった悪しき生活習慣の積み重なりによる「**２型糖尿病**」。残り５％は、自己免疫疾患などによる「**１型糖尿病**」です。

糖尿病で血糖値が高すぎる時間が長引くと血管のダメージとなり、「動脈硬化」「神経障害」「腎症」「網膜症」といった合併症を引き起こします。

健康診断では、10時間以上絶食した空腹時に測る「**空腹時血糖値**」、過去１～２か月間の血糖値の平均を反映する「**ヘモグロビンA１c**《エーワンシー》」（ＨｂＡ１ｃ）が測定されます。

たとえ空腹時血糖値とヘモグロビンＡ１ｃが正常でも、高血糖を起こしていることがあります。

糖質を多く含んでいる食事をしても、健常者はインスリンの働きにより血糖値が１４０㎎／dℓを超えません。食後２時間後に血糖値が１４０㎎／dℓを超えると「**食後高血糖**」と呼ばれます。

日本人は体質的にインスリンの分泌が不十分なタイプが多いため、食後高血糖を起こしやすいとされています。

空腹時血糖値とヘモグロビンA1cが正常でも、食事のたびに食後高血糖を起こすと血管へダメージがおよびます。

すると、動脈硬化を進めて心臓病や脳卒中のリスクが上がります。食後高血糖を放置すると糖尿病になりやすいことから、〝隠れ糖尿病〟とも呼ばれています。

糖尿病や隠れ糖尿病を招く食後高血糖の予防に有益なのも、有酸素運動です。有酸素運動が血糖値を下げてくれるからです。

血糖とは糖質そのもので、筋肉のエネルギー源です。

運動を始めると、インスリンの力を借りなくても筋肉が血糖をとり込んで、エネルギー源として活用します。だから血糖値が下がりやすいのです。

食後高血糖は、食後30分から1時間の間に起こりやすいので、このタイミングで運動をするのがベストです。お腹がいっぱいでは激しい運動はできませんから、軽めのウォーキングが最適です。

運動時間が長くなるほど多くの血糖を消費して血糖値は下がりますから、できれば20分以上のウォーキングをすると効果的です。

第4章のまとめ

- □運動で認知症のリスクを抑えられる
- □バランスボールで鍛えながら認知症予防できる
- □バランスボールを職場やリビングで使ってみる
- □バランスボールで大脳の運動野や小脳と随意筋の連携を強化
- □運動すると脳神経細胞が分泌する物質が増え脳機能を高める
- □運動すると筋肉が分泌する物質も増えて脳機能を高める

第5章

骨は何歳からでも強くなる

骨を強くすれば脳も体も強くなる

前章では、フィジカルトレーナーの立場から、脳トレで認知症を防ぐ方法を紹介しましたが、やっておきたいことがもう1つあります。それは骨を強くする「**骨トレ**」です。

とくに高齢者には骨が弱っている人が多く、転倒などをきっかけに骨折するケースがあとを絶ちません。

高齢者が骨折で入院すると、体を動かすことによる刺激がなくなるため、認知機能が低下したり寝たきりで要介護になったりするケースが多いのです。

95歳で亡くなった私の祖父が、まさにそうでした。

祖父は生まれつき丈夫で、若い頃から病気らしい病気をしたことがない健康体でした。

90歳を超えて認知機能はやや低下していましたが、体は元気そのものでした。

ところが、自宅の庭で転倒して太ももの骨を骨折。それがきっかけで歩けなくなり、寝込んでしまうと、認知症が猛烈な勢いで進行してしまったのです。

しばらくすると家族の顔すら見分けられなくなり、結局、骨折から1年ほどで亡くなってしまいました。

私はもっと身近で祖父のサポートをしたかったと、いまでも悔やんでいます。

転倒を防ぐには、これまで紹介してきたような運動で、体の機能を高めておくことが大切です。それに加えて忘れてならないのは、**「骨粗しょう症」**の予防です。**骨粗しょう症は、骨のカルシウムなどが失われてスカスカになり、骨量が減って骨密度が低下して、骨折しやすくなった状態です。**

前かがみになったまま杖《つえ》をついたり、シルバーカーを押したりして歩いている高齢者を見かけますが、その多くは骨粗しょう症で背骨（椎体《ついたい》）が弱まり、体の重みで潰《つぶ》れたままになる**「圧迫骨折《あっぱくこっせつ》」**を起こしているのです。

圧迫骨折で潰れてしまった背骨は、もとには戻らないので、腰が曲がった状態のままになってしまいます。

骨粗しょう症の患者は、日本全国で1000万人以上います。その予備群を入れると2000万人に達するともいわれますから、まさに〝国民病〟なのです。

何も手を打たないと、骨は年をとるほど弱くなりやすいです。

超高齢化社会が進んでいますから、骨粗しょう症の患者数は、今後さらに増えると予測されています。

「骨粗しょう症⇩骨折⇩寝たきり⇩認知機能の低下」という、私の祖父と同じような悲しいコースをたどる高齢者が増えてくると、家族がつらいだけではありません。

広い視点でいえば、日本全体で医療費がかさむようになり、巨額の財政赤字を抱える国の財政をより悪化させる一因になりかねないのです。

骨を強くするためには運動の刺激が欠かせない

筋肉は運動不足だと痩せ細るという話をしましたが、運動不足だと筋肉だけでなく、骨も減りやすくなります。

骨を丈夫に保つうえで、運動の大切さを教えてくれるのは、宇宙飛行士たちです。

地上では「重力」という目に見えない力が加わっていますが、宇宙はほとんど重力がない「微小重力空間」です。

そのため、宇宙に滞在している間は、究極の運動不足に陥ります。

このことから宇宙では、骨粗しょう症患者の10倍の速度で、骨をつくるカルシウムなどの骨量が失われるそうです。

宇宙開発の初期には、こうした事実が知られていませんでした。

微小重力空間で筋肉と骨を失った宇宙飛行士たちは、地球に帰ってくると重力に耐えられず、体力が持ち直すまで自力で立って歩けなかったのです。

現在、日本も参加している国際宇宙ステーション（ＩＳＳ）では、筋トレやジョギングをして、骨粗しょう症の治療薬や骨の生成に欠かせない**「ビタミンＤ」**などのサプリメントを飲み、骨量の減少を防ぐための対策が講じられています。

こうした対策によって、２００９年に４か月半もＩＳＳに長期滞在した日本人宇宙飛行士・若田光一さんの骨量は、飛行前とほとんど変わらないレベルで保たれ、地球への帰還直後も介助なしに自力で歩けました。

「骨を強くするにはカルシウムを含む小魚や牛乳などを食べるといい」といわれますが、食事だけでは骨を強くすることはできません。

いくら小魚や牛乳からカルシウムをとったとしても、運動しないと骨にとり込まれないのです。骨にカルシウムを定着させるためには、運動による刺激が必要だからです。

運動で骨にカルシウムがとり込まれる作用には、大きく2つあります。

1つは運動の刺激によって骨に生じる**「マイクロクラック」**と呼ばれる微細なひびです。

運動をして骨に刺激が入ると、実はミクロの単位で骨にひびが入るのです。

ひびが入るといっても悪いことではなく、このひびを修復するために、新たに骨をつくる**「骨芽細胞《こつがさいぼう》」**が活性化してカルシウムがとり込まれ、骨が強化されます。

2つ目は、運動の刺激で骨に走る「電気」の作用です。

水晶は規則正しい結晶体ですが、これに圧力を加えると電気が発生し、マイナス（－）に帯電します。

これは**「圧電効果」（ピエゾ効果）**と呼ばれますが、骨も規則正しい結晶体なので、運動で圧力が加わるとマイナス（－）に帯電します。

一方で、血液中のカルシウムイオンはプラス（＋）に帯電していますから、運動で骨を刺激するとプラス（＋）のカルシウムイオンがマイナス（－）の骨に引き寄せられて、骨に定着しやすいのです。

マイクロクラックやピエゾ効果で骨を強化するには、第1章で紹介した「速歩」が第一の選択肢となります。

息がまったく上がらない散歩程度では、全身持久力が高まらないばかりか、骨への刺激も限られます。

その点「ややきつい」レベルの速歩なら、全身持久力もアップして骨も強くなりやすいのです。

さらに効果的なのは「**ジョギング**」です。**ジョギングは着地時に体重の2〜3倍の衝撃が加わりますから、骨を鍛えるには最適なのです。**

ただし、ゼイゼイハアハアと余裕を失うほど頑張りすぎてペースアップしたり、距離を稼ごうとしたりすると、ヒザなどを痛めるリスクもありますから無理は禁物です。

前述したように、ウォーキングの延長線上のごくゆっくりとしたペースで十分です。

階段の上り下りでも、骨を強化できます。

駅やオフィス、デパートでは、なるべくエスカレーターやエレベーターを使わないで、階段を利用すると骨が鍛えられます。

この他、縄跳び、その場ジャンプなども効果的です。


同じ運動でも、浮力で重力が相殺されてしまう「水中ウォーキング」や「水泳」、着地衝撃がなく空中に浮いたような状態でこぐ「自転車」は、骨を強くする働きは限られます。

いずれも素晴らしい有酸素運動で、体脂肪を燃やして、全身持久力を高めてくれますが、骨を鍛える効果についてはあまり期待できません。


もちろん、これらの有酸素運動が好きなら、ぜひ続けてください。

それと同時に、ジャンプする動作のあるスポーツをとり入れたり、普段の生活で階段を利用したりして、骨に刺激を入れるように心がけましょう。

3年で生まれ変わる知られざる骨のつくり

骨太に生まれ変わり、骨粗しょう症を防ぐために、「骨」のことをよく知っておきましょう。

骨は線維状のたんぱく質である「コラーゲン」などからつくられたフレームに、「カルシウム」「マグネシウム」「リン」といったミネラルが硬く結合したものです。

骨をビルの柱にたとえるなら、コラーゲンなどは「鉄筋」に相当し、カルシウムやマグネシウムなどのミネラルは「コンクリート」に相当します。

骨はビルの柱のように、一度完成するとそのままのように思えますが、実際は筋肉と同じように「分解」と「合成」を繰り返す「新陳代謝」をしています。

古い骨のコラーゲンやカルシウムを分解しているのは「破骨《はこつ》細胞」です。

一方、新たにコラーゲンをつくり出して、そこにカルシウムを定着させる「糊《のり》」の役割を担うたんぱく質を塗るのが「骨芽《こつが》細胞」です。

破骨細胞による分解と骨芽細胞による合成が釣り合っていると、骨の健康は保たれます。骨は古くなると弾力を失って脆《もろ》くなるため、定期的に刷新しなくてはならないのです。

こうして、骨は約3年周期で新たに生まれ変わっています。

何らかの理由で骨の分解と合成のバランスが崩れて分解が進んでしまうと、骨からたんぱく質やカルシウムなどのミネラルが失われてしまい、骨が弱くなって**「骨粗しょう症」**のリスクが高くなります。

女性ホルモンの**「エストロゲン」**には骨の合成をうながして、分解を抑えてくれる作用があり、骨を丈夫に保ってくれます。しかし、女性が45~55歳くらいに閉経して女性ホルモンの助けがなくなると、骨粗しょう症が増えてきます。**このことから女性は、男性の3~4倍も骨粗しょう症になりやすいとされています。**

骨粗しょう症かどうかの判定は、超音波やX線を用いて「骨量」や「骨密度」を測って行われます。骨密度が20~44歳の平均値（YAM値）の70%以下だと骨粗しょう症の疑いがあります。

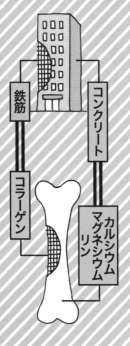

第5章のまとめ

- □高齢者は骨折すると認知機能が低下したり要介護になりやすい
- □腰が曲がって前かがみの高齢者は背骨（椎体）が潰れた症状
- □カルシウムをとっても運動の刺激がないと骨にとり込まれない
- □骨にカルシウムを定着させるには「速歩」が第一の選択肢
- □骨を鍛えるにはジョギングが最適
- □階段の上り下りも骨を強化できる

第6章

胃腸から若返る食事術

「食べトレ」で食べて体を鍛えよう

トレーニングの世界では、**「運動」「休養」「食事」**という3本柱があります。

このうちどれか1つでも欠けると、パフォーマンスは高まりません。

私はこれまで多くのアスリートを指導してきましたが、食事を疎《おろそ》かにするアスリートは強くなりません。

トップアスリートほど、食事に細心の注意を払っています。

食事が大切なのは、アスリートに限った話ではありません。

私たちの体は、隅から隅まで食べたものでつくられています。活動するためのエネルギーも、すべて食事でまかなわれています。

食事をきちんと摂らないと、これまで紹介したようなウォーキングやジョギング、スクワットやランジに取り組んだとしても、スタミナがついたり、体脂肪が燃えたり、筋肉が増えたりといった前向きな変化は実感しにくくなります。

何より栄養素が足りないと、ウォーキングやスクワットなどの運動を満足にできません。

糖質制限やカロリー制限、ある特定の食材だけ食べ続ける「〇〇だけダイエット」など、食事についてはいろいろな話がありますが、結局のところ健全な食事はバランスよく食べることに尽きます。

問題は「バランスのいい食事」とは、どういうことかということです。

端的にいうと、それは**「必要な栄養素を過不足なく偏《かたよ》りなく摂る」**ということに尽きます。

そもそも「栄養素」とは、なにかを知っていますか？　全部で6つに分けられます。

それは**「糖質」「たんぱく質」「脂質」「ビタミン」「ミネラル」「食物繊維」**です（糖質と食物繊維を合わせて「炭水化物」と呼びます）。

では、この6大栄養素を「過不足なく偏りなく摂る」には、どうすればいいのか？

かつて厚生省（現・厚生労働省）は「1日30品目」食べることを推奨していました。食べる品目が増えると栄養バランスも自然に整うという発想だったのでしょうが、厚生労働省はこのやり方をもう推奨していません。1日30品目も食べようとすると、オーバーカロリーになりやすく、肥満を招く心配もあるからです。

生活習慣病を防ぐ食生活の指針としては、厚生労働省と農林水産省が共同して作成した「食事バランスガイド」があります。これは「主食」「主菜」「副菜」「牛乳・乳製品」「果物」という5つに分けて、摂取量の目安を示したものです。

よく考えられた内容ですが、これも少々複雑すぎてわかりにくいのが難点です。

私もクライアントの食事指導に活用したことがありますが、このガイドライン通りに食生活を続けられたケースは、残念ながら一度もありませんでした。

こうした経験に基づいて、**手軽にバランスのいい食生活を組み立てるため、私が食事指導に用いているのが「1日14品目」食事法です。**

極力シンプルに栄養バランスを整えるための**「食べトレ」**です。

カロリー計算なしで栄養バランスを整えられる

食べトレとは、**「穀類」「肉類」「魚介類」「豆・豆製品」「卵」「牛乳・乳製品」「緑黄色野菜」「淡色野菜」「キノコ類」「海藻類」「イモ類」「果物」「油脂類」「嗜好品」**という14品目を「1日1回食べる」というものです。

ただし、ご飯やパンといった「穀類」は、活動のエネルギー源になってくれるので、例外的に毎食食べてOKです。

面倒なカロリー計算は一切不要です。

穀類以外は1日1回食べるようにすることで、摂取カロリーは自然と抑えられます。

では、どのように実践すればいいのか？　具体例をあげてお話ししましょう。

朝食は、ご飯、目玉焼き、キャベツの味噌汁、デザートにカットフルーツとヨーグルトを食べたとします。

これで「穀類」「卵」「淡色野菜」「果物」「牛乳・乳製品」の5品目をクリアしました。

昼食は、朝食ですでにクリアしている品目は（穀類以外）選ばないようにします。

会社の昼休みに定食店に行って、魚定食を注文したとします。

玄米ご飯、サバの塩焼き、ホウレンソウのおひたし、冷や奴、ワカメの味噌汁が出てきました。これで穀類以外、「魚介類」「緑黄色野菜」「豆・豆製品」「海藻類」という4品目をクリアしました。

夕食は、残り5品目をクリアします。

会社帰りにデパ地下に寄って、ライ麦パン、ローストビーフ、ポテトサラダ、キノコのソテーを買い、自宅に戻ってストックしておいたワインを1杯飲めば、「肉類」「イモ類」「油脂類（ポテトサラダのマヨネーズ）」「キノコ類」「嗜好品」という残り5品目をクリアできます。

こうして1日14品目をクリアしていきます。

14品目というと、ちょっと多いと感じる人もいるかもしれませんが、かつて厚生省が推奨していた「1日30品目」の半分以下です。

私のクライアントの感想からしても、14品目くらいであれば、やってみると案外すぐに慣れてくるもの。自分が食べるものへの関心度も高まり、好循環が生まれます！

必要最低限のルールで、バランスのいい食生活を続けられるので、日々実践してみてください。

中野ジェームズ式「1日14品目」の食べトレ

1日にとりたい14品目	1日14品目の食事例		
	朝食	昼食	夕食
1. 穀類	ご飯	玄米ご飯	ライ麦パン
2. 肉類	——	——	ローストビーフ
3. 魚介類	——	サバの塩焼き	——
4. 豆・豆製品	——	冷や奴	——
5. 卵	目玉焼き	——	——
6. 牛乳・乳製品	ヨーグルト	——	——
7. 緑黄色野菜	——	ホウレンソウのおひたし	——
8. 淡色野菜	キャベツの味噌汁	——	——
9. キノコ類	——	——	キノコのソテー
10. 海藻類	——	ワカメの味噌汁	——
11. イモ類	——	——	ポテトサラダ
12. 果物	カットフルーツ	——	——
13. 油脂類	——	——	ポテトサラダ
14. 嗜好品	——	——	ワイン

「1日14品目」を
1日1回
食べるだけ!
（穀物は毎食OK）

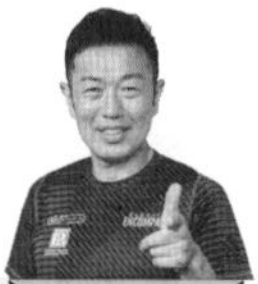

「1日14品目」の食べトレをチェック!

□ **穀類 ＝白米、玄米、パン、もち、パスタ、うどん、そば、中華麺、シリアルなど**

いわゆる「主食」であり、エネルギー源となる「糖質」が摂れます。穀類は毎食摂りますが、「ラーメンとチャーハン」「うどんといなり寿司」といった〝ダブル糖質〟はオーバーカロリー＆糖質になりやすいので避けましょう。

□ **肉類 ＝牛肉、豚肉、鶏肉など**

肉類はたんぱく源です。ハム、ソーセージ、ベーコンといった豚肉の加工品も含みます。牛肉は鉄と亜鉛、豚肉にはビタミンB群、鶏肉にはビタミンAとEと、たんぱく質以外にもビタミンやミネラルも含んでいます。

□魚介類　＝魚、イカ、タコ、エビ、カキ、シジミなど

肉類に負けず劣らずのタンパク源です。たんぱく質以外にも、カツオにはビタミンB群、鮭にはビタミンD、カキには亜鉛、シジミには鉄やビタミンB_{12}といったビタミンやミネラルなども含まれています。

また、イワシやサバ、アジといった青魚には、体内で必要量が合成できないエイコサペンタエン酸（ＥＰＡ）、ドコサヘキサエン酸（ＤＨＡ）といった必須脂肪酸が含まれています。

かつて日本では魚介類の摂取量が肉類の摂取量を大きく上まわっていましたが、〝魚離れ〟が続いて現在ではすっかり立場が逆転しています。1日1回は魚介類を食べることをおすすめします。生魚が手に入りにくいなら保存性の高い干物、ツナ缶やサバ缶などの缶詰でもＯＫです。

□豆・豆製品　＝大豆、豆腐、納豆、豆乳、厚揚げ、インゲン豆、ひよこ豆、レンズ豆など

豆・豆製品には、大豆、大豆製品、落花生（ピーナッツ）のようにたんぱく質と脂質が多いものと、インゲン豆、ひよこ豆、レンズ豆のように糖質が多いものがあります。大豆と大豆製品からはカルシウムとマグネシウムも摂れます。

□卵 ＝生卵、茹で卵、卵焼き、卵豆腐、ピータンなど

鶏卵は〝物価の優等生〟と称されるくらい安価でありながら、たんぱく質、脂質、ビタミン、ミネラルを万遍《まんべん》なく含む「完全食品」とも呼ばれています。

□牛乳・乳製品 ＝牛乳、チーズ、ヨーグルトなど

たんぱく質と脂質を含む他、カルシウムの貴重な供給源でもあります。

日本人は牛乳を飲むとお腹を下してしまう「乳糖《にゅうとう》不《ふ》耐症《たいしょう》」が少なくありません。牛乳に含まれる「乳糖」を分解する酵素の活性が低いからです。

乳糖は母乳にも含まれていますから、誰でも乳幼児の頃までは乳糖分解酵素（ラクターゼ）を持っています。その後、離乳食を食べ始めると、この酵素の

活性が下がり、なかには下がりすぎて乳糖不耐症になる人もいるのです。乳糖不耐症の人は、乳糖が少ないヨーグルトやチーズを食べるといいでしょう。

□緑黄色野菜＝トマト、ホウレンソウ、小松菜、パプリカ、ニンジン、ブロッコリー、モロヘイヤなど

赤、緑、オレンジなど色の濃い野菜です（正式な定義は他にありますが、色で判断しても大きな問題はありません）。緑黄色野菜にはビタミン、ミネラル、食物繊維が含まれています。厚生労働省は1日350g以上の野菜摂取をすすめていますが、そのうち120gを緑黄色野菜にするようにすすめています。

□淡色野菜＝大根、タマネギ、キャベツ、白菜、レタス、カブ、ナスなど

日本人の野菜摂取は1位が大根、2位がタマネギ、3位がキャベツ、4位が白菜と上位を緑黄色野菜以外の淡色野菜が占めています（2015年の厚生労働省の調査より）。こちらにもビタミン、ミネラル、食物繊維が含まれています。

緑黄色野菜と淡色野菜はカロリーが低く、その割に栄養値が高い食材です。日本人の野菜摂取量は1日300g未満と世界的に見ても低めですから、野菜不足を補うためにそれぞれ1日1回ではなく2回ずつ摂ってもOK。もっとも、緑黄色野菜も淡色野菜もジュースだけで摂るのはあまりおすすめできません。野菜と野菜ジュースでは含まれている栄養素がかなり異なるからです。

□ キノコ類 ＝シイタケ、シメジ、マイタケ、エノキタケ、エリンギ、ナメコなど

低カロリーなダイエット食材の代表格であり、食物繊維とミネラルを多く含んでいます。干しシイタケやマイタケにはビタミンDが含まれています。

□ 海藻類 ＝ワカメ、ヒジキ、海苔、モズク、寒天、昆布など

世界的に見ても、海藻類を日常的に食べているのは日本人くらいのものだといわれます。海藻類は低カロリーで、海のミネラルが凝縮しています。ヒジキ、海苔、昆布などは鉄、あおさ、海苔、昆布、ヒジキ、ワカメなどはカルシウム

を含んでいます。

私のクライアントにこの1日14品目法を指導すると、「毎日キノコ類と海藻類を1回ずつ食べるのが案外難しい」という反応が返ってくることがあります。でも、和食・洋食の汁物の具材に活用するとクリアしやすいです。

味噌汁なら海藻類もキノコ類も合いますし、けんちん汁やミネストローネにはキノコ類がマッチします。干しシイタケ、ワカメ、ヒジキ、海苔といった乾物をストックしておくと、海藻類やキノコ類の出番が増やせます。

□イモ類 ＝ジャガイモ、サツマイモ、コンニャク、里イモ、山イモなど

穀類と同じように糖質に富んでいます。食物繊維も多く、ジャガイモやサツマイモはビタミンCも多く含んでいます。コンニャクイモからつくるコンニャクは、例外的にほとんどカロリーがありません。

□果物　＝ミカン、オレンジ、キウイフルーツ、リンゴ、ナシ、グレープフルーツ、バナナ、ブドウなど

ビタミンやミネラルの宝庫です。厚生労働省では、1日に200g（皮をむいた食べられる部分の重さ）の果物を食べるように推奨しています。ミカンやオレンジやキウイフルーツなら2個、リンゴやナシやグレープフルーツなら1個、バナナなら2本が目安です。果物を摂るときも野菜と同じようにジュースではなく生で食べることをおすすめします。

□油脂類　＝オリーブオイルのように液体の「油」と、バターのように固形の「脂」

主成分は脂質で、植物油、ドレッシング、マヨネーズ、バターなどがあります。油脂類も必須の栄養素ですが、少量でも高カロリーなので、1日1回以上摂るとオーバーカロリーを招きやすくなります。

油脂類は食卓に登場する機会が多いもの。少量の油脂類を厳密にカウントしていたら、料理や調理法のバリエーションが乏しくなり、この1日14品目法が

長続きしにくくなります。

そこで炒め物などに使う小さじ1杯くらいの少量の植物油は、1回とカウントしなくてOKです。自炊の際はフッ素樹脂加工のフライパンや鍋を使うと、植物油の使用量が減らせます。

油脂類としてカウントするのは、唐揚げやトンカツのように大量の植物油を使うものや、マヨネーズたっぷりのポテトサラダ、オイルベースのパスタといった料理です。唐揚げやトンカツを食べたら、肉類と油脂類の両方にチェックを入れましょう。

□嗜好品＝アルコール飲料とお菓子

お菓子には、チョコレート、アイスクリーム、ケーキやクッキーなど洋菓子、大福もちやようかんのような和菓子、ポテトチップスやポップコーンのようなスナック菓子などがあります。

スイーツやお酒などの嗜好品は〝こころの栄養〟

1日14品目のなかでも、「嗜好品」はちょっと例外的な存在です。

嗜好品は、俗に**「エンプティカロリー」**と呼ばれています。

エンプティカロリーとは、カロリーがエンプティ（空っぽ）という意味ではありません。**栄養素がエンプティで、カロリーばかりあるという意味です。**

栄養素がないのですから、本来なら嗜好品は摂らなくてもいいのですが、なぜ1日14品目に入れているのか？　その理由をお話ししましょう。

食事とともにワインを飲むとリラックスしますし、仕事の合間にお菓子を食べるとホッとしますね。**嗜好品は、いわば〝こころの栄養〟として摂るのです。**

短期的には嗜好品をガマンできるかもしれませんが、ずっと断っていると、こころの栄養が途切れて、いつしかガマンできなくなります。

ずっと継続してほしいからこそ、あえて嗜好品を1日14品目に含めているのです。

私自身、アルコール飲料はあまり口にしませんが、タルトなどのお菓子が大好きで1日1回は食べてしまいます。

ただし、その量はコントロールしています。油断すると食べすぎるからです。

お菓子は、1日150〜200kcalを目安にしてください。

板チョコレート1／3枚、ショートケーキ1／3個、クッキー3枚、豆大福1／2個、カステラ1切れ、ポテトチップス1／4袋、せんべい2枚などが目安です。

お酒は、飲める人（お酒を飲んでも赤くならず、気持ち悪くもならない）なら、ビール500mℓ1缶、日本酒1合、ワイン小さめのグラス2杯、焼酎（25度）小さめのコップ1杯のいずれかが目安です。毎日飲むと肝臓などに負担がかかりますから、最低でも週3回はお酒を飲まない休肝日を設けましょう。

嗜好品を食べたり飲んだりするときの秘訣は、なるべく高価（高級）なものを大事に味わうことです。

多少値の張るものを買うと、人の心理として少量でも大事に味わいながら食べたり飲んだりするようになるからです。

念のためにいっておくと、嗜好品はお菓子とアルコール飲料、どちらか1日1回です。両方とも1日で摂っていいわけではありません。

夜、お酒を1杯楽しみたいと思ったら、日中のお菓子は控えるようにしましょう。

コーヒーや紅茶、緑茶といった飲み物も嗜好品に分類されますが、砂糖やミルクを加えないブラックコーヒーやストレートの紅茶、緑茶は量や回数に制限なく飲んでもOKです。これらの飲料はカロリーがほぼゼロだからです。もちろん水は何杯飲んでもOKです。

コーヒーや紅茶に砂糖やミルクを大量に入れると、お菓子と同じ扱いになります。1日1回までにしましょう。

カフェチェーンのドリンクには、ホイップクリームなどをふんだんに使ったデザートのような飲み物もあります。それはお菓子と同じ扱いとして、1日1回までにしてください。

体重1kgあたり1gの**たんぱく質**を摂ろう

「年をとると粗食がいい」という話をよく見聞きしますが、本当にそうでしょうか？暴飲暴食で太り続けている人が、減量のために一時的に粗食にする。あるいは、持病があって医師から食事の注意が入った結果、控えるべき食品が出てくるのは理解できます。

でも、減量しなくていい人が、粗食にする必要はありません。

「1日14品目」の食べトレで、きちんと栄養素を摂ってください。

粗食で何より問題なのは、「たんぱく質」が不足することです。

筋肉、皮膚、髪の毛、骨、血管、内臓などは、すべてたんぱく質からつくられています。

年代にかかわらず、体重1kgあたり1日1gのたんぱく質摂取が必要です。

体重60kgなら60g、70kgなら70gが目安になるということです。

筋トレや骨トレに励んでも、筋肉や骨の材料となるたんぱく質が足りないと、効果半減です。

たんぱく質が豊富なのは、**「肉類」「魚介類」「卵」「牛乳・乳製品」「大豆・大豆製品」**の5大たんぱく源です。

1日14品目の食べトレは、この5大たんぱく源を1日で網羅するように組み立てられていますから、たんぱく質が不足する心配はありません。

肉と魚は手のひら1枚分の100g前後で、15～20gのたんぱく質が摂れます。牛乳1杯（200㎖）で7g、卵1個で6g、納豆1パック（50g）で8g、木綿豆腐1丁（200g）で13gのたんぱく質が摂れます。

たんぱく質は、「糖質」「脂質」と並んで3大栄養素の一角を占めています。

この3大栄養素は、いずれも体が活動する際のエネルギー源になりますが、たんぱく質は糖質や脂質と立ち位置がちょっと異なります。

たんぱく質がエネルギー源になるのは、かなり激しい運動時くらいなのです。

先ほど述べたようにたんぱく質は、体そのものをつくる材料になります。**体の約60％は水分ですが、残りのおよそ半分はたんぱく質なのです。**

体をつくるたんぱく質は、20種類の**「アミノ酸」**からなります。

そのうち9種類は体内で合成できないため、食事から摂るべき**「必須アミノ酸」**となっています。必須アミノ酸が1つでも足りないと、体内ではたんぱく質を効率的に合成できません。

この必須アミノ酸をバランスよく含むのが、前ページの5大たんぱく源なのです。

体内のたんぱく質は、つねに「分解」と「合成」を繰り返しています。**食べものから摂ったたんぱく質は、体内でアミノ酸に分解され、分解したアミノ酸は再びたんぱく質に合成されているのです。**

なぜ人体は、わざわざこんな面倒なことをしているのでしょうか？　その理由は、たんぱく質の機能を劣化させないためだと考えられています。

たんぱく質から分解されたアミノ酸のリサイクル率が100％ならば、新たにたんぱく質を摂らなくてもいいはず。でも実際は、たんぱく質に再生する前に失われてしまうアミノ酸も多いため、毎日たんぱく質を摂らなくてはなりません。

人生100年時代の頼れる武器となる筋肉も、水分を除くと大半がたんぱく質です。皮膚も髪の毛もたんぱく質からできていますから、たんぱく質不足だと肌が荒れたり、髪の毛の色ツヤがなくなったりします。

私の女性のクライアントには、「1日14品目を食べてたんぱく質をちゃんと摂るようになったら、若返った感じがして鏡を見るのが楽しくなった」と、うれしそうに報告してくれる方もいます。

美容のために、「コラーゲン」のサプリメントを摂っているという人がいます。美容業界では、美しい肌を保つためにコラーゲンの摂取をすすめる傾向も見られます。

コラーゲンは皮膚や骨などをつくるたんぱく質の一種で、体内のたんぱく質のおよそ3分の1を占めています。

代表的なコラーゲン食品といえば、**「スッポン」「フカヒレ」「豚足」「煮こごり」**などがあります。

こうしたコラーゲン食品も5大たんぱく源も、消化と吸収のプロセスで分解されて、最終的には「アミノ酸」として体内に吸収されます。

高いお金を払って「スッポン」や「フカヒレ」を食べたからといって、そのコラーゲンがそのままコラーゲンとして体内に吸収されるわけでないのです。

わざわざコラーゲン食品を摂らなくても、1日14品目で5大たんぱく源から偏《かたよ》りなくたんぱく質を摂っていれば、肌の老化は抑えられます。

美容を考えるなら、たんぱく源とともに**「ビタミンC」**も摂っておくといいです。

コラーゲンの合成には、ビタミンCのサポートが欠かせないからです。

ビタミンCは、**「パプリカ」「ブロッコリー」「ニガウリ」**といった野菜や、**「キウイフルーツ」「オレンジ」「イチゴ」（果実的野菜）**といった果物に豊富です。

体重を落としたいときは期間限定で「瘦せる食べトレ」

体重を落としたいときにおすすめの**「瘦せる食べトレ」**を紹介しましょう。
これはずっと続けるものではなく、短期集中で体重が落ちたら、また1日14品目に戻すというものです。

「①食べないもの」「②積極的に食べるもの」「③量を控えて食べるもの」
の3つに分けて、短期間でダイエットします。

それぞれの内容を具体的にチェックしていきましょう。

①食べないもの

穀類：精製された穀物（白米、食パン、うどんなど）、パスタ、ピザ、お好み焼き（もんじゃ焼き）
肉類／魚介類／豆・豆製品：牛肉、豚肉、鶏肉（ささ身以外）、加工品（ベーコン、ハム、ソーセージなど）、エビ、タコ、イカ、貝類、練り物（カマボコ、ハンペンなど）、豆乳
牛乳・乳製品／卵：チーズ
お菓子／果物：ケーキ、プリン、アイスクリーム、スナック菓子、菓子パン
調味料（含ドレッシング）：バター、マーガリン、マヨネーズ、ジャム類
嗜好品：アルコール飲料（ビール、日本酒、ワイン以外）
その他：中国料理全般、カレー、シチュー、揚げ物、冷凍食品、インスタント食品、ナッツ類

なぜ、これらを食べないのか？　その理由は、以下の通りです。

●日常的に食べすぎている
●他の食べもので栄養素が十分まかなえる
●栄養素が少ない割にはカロリーが高い（エンプティカロリーに近い）

たとえば、牛肉や豚肉、エビやタコは、いずれも良質のたんぱく源ですが、「③量を控えて食べるもの」にある低カロリーの**「鶏ささ身」「魚」「ツナ缶」**などから、たんぱく質を十分にまかなえます。

豆乳を飲まないのも、「③量を控えて食べるもの」にある低カロリーの**「豆腐」「納豆」**で代替できるためです。

「②積極的に食べるもの」「③量を控えて食べるもの」を摂っていれば、これらの食べものをまったく食べなくても、栄養バランスが乱れる心配は一切ありません。

「1日14品目」では、嗜好品としてお菓子やアルコール飲料はＯＫですが、体重を落としたいのなら控えるべきです。

甘味が恋しくなったら、「③量を控えて食べるもの」なかにある**「果物」**を少量食べるようにしてください。

②積極的に食べるもの

緑黄色野菜：トマト、パプリカ、ニンジン、ブロッコリー、ホウレンソウなど
香味野菜：タマネギ、長ネギ、ショウガ、ニンニク、ミョウガなど
キノコ類：全般　**海藻類**：全般　**豆・豆製品**：エダマメ、ソラマメ

いずれも低カロリーでビタミン、ミネラル、食物繊維が豊富です。

カロリーを抑えるため、全般的に低脂質で淡白な食材が多いですが、基本的に食べる量には制限を設けていません。

注目してもらいたいのは、「**香味野菜**《こうみ》」。色や栄養素にかかわりなく、料理に香りや風味を加えてくれる野菜です。

次の「③量を控えて食べるもの」で紹介する調理での植物油は大さじ1杯までなので、味つけが単調になり、飽きて続けられない恐れがあります。

そこで「**タマネギ**」「**長ネギ**」「**ショウガ**」「**ニンニク**」「**ミョウガ**」といった香味野菜を活用して味つけに変化をつけてほしいのです。

リストにはありませんが、**「ハーブ」「ナンプラー」「コショウ」**なども活用するといいです。

③量を控えて食べるもの

穀類：玄米（お茶碗3杯まで）、胚芽入り食パン（2枚まで）、田舎そば（1枚）まで
肉類／魚介類／豆・豆製品：鶏のささ身（200gまで）、魚（1尾まで）、ノンオイルのツナ缶（2缶まで）、豆腐（1／2丁まで）、納豆（1パックまで）
牛乳・乳製品／卵：牛乳（コップ3杯まで）、無糖ヨーグルト（小1パックまで）、鶏卵（2個まで）
イモ類：ジャガイモ、サツマイモ、里イモ、コンニャクを計2個まで
お菓子／果物：ミカン・リンゴ・キウイフルーツ（各1個まで）、バナナ（1本まで）
調味料（含ドレッシング）：植物油大さじ1杯まで
アルコール飲料：カロリーオフのビール（500ccまで）、またはワインか日本酒（グラス1杯まで）

穀類は**「ビタミン」**や**「ミネラル」**が豊富な精製度が低いタイプを選びます。

ご飯もパンもそばも楽しみたいなら、1日に**「ご飯1杯」「パン1枚」「そば1枚」**までにしましょう。

牛乳を飲むとお腹がゴロゴロする**「乳糖不耐症《にゅうとうふたいしょう》」**の人は、無糖ヨーグルトを小3個までに代替します。植物油やドレッシング以外の塩、コショウ、醤油、味噌などの調味料は適宜・適量を使ってください。

繰り返しますが、この「痩せる食べトレ」は、あくまでも短期集中の食事法です。

また、「①食べないもの」に大好物がたくさん入っていると成功率は下がります。「①食べないもの」にどうしてもやめられない大好物があれば、始めのうちは「③量を控えて食べるもの」へと一時的に移します。

続けるうちに体重を落とせたら、うれしくなってもっと痩せたいと思えるはず。それを糧にして好物を1つずつ「①食べないもの」に戻し、最終的には定型通りに実践してみてください。

第6章のまとめ

- □ 1日14品目を食べるようにする
- □ 穀類以外の13品目で重複しないように何を食べるかを決めるだけ
- □ 面倒なカロリー計算は不要
- □ 嗜好品は上等なものを少量、大事に味わう
- □ たんぱく質は体重1kgあたり1日1gを目安に摂る
- □ コラーゲン食品を食べても肌に直接効くわけではない

第7の栄養素「フィトケミカル」を味方にする

「フィトケミカル」は、野菜や果物や豆などの植物がつくり出す有用な化学成分の総称です。フィトケミカルという名前に聞き覚えはなくても、**「ポリフェノール」**という名前は見聞きしたことがあるのではないでしょうか？

ポリフェノールはフィトケミカルの代表例なのですが、赤ワインに含まれている**「レスベラトロール」**が有名です。

他にもブルーベリーの**「アントシアニン」**、大豆の**「イソフラボン」**、ウコンの**「クルクミン」**、ゴマの**「セサミン」**、緑茶の**「カテキン」**、コーヒーの**「クロロゲン酸」**なども、ポリフェノールの一種です。

フィトケミカルには、これ以外にも、トマトの**「リコピン」**、ホウレンソウの**「ルテイン」**、ブロッコリーの**「スルフォラファン」**などもあります。

こうしたフィトケミカルには、さまざまな効用があります。

なかでもいちばん注目されているのは、**「抗酸化作用」**です。

フィトケミカルの抗酸化作用は、老化やがんなどのリスクを減らしてくれるのです。

抗酸化作用とは、「酸化に対抗する働き」という意味です。酸化とは鉄が錆《さ》びるような作用であり、体内でも日常的に起こっています。

なかでも酸化の元凶とされるのは、**「活性酸素」**です。

私たちが呼吸でとり入れた酸素の2～3%は活性酸素に変わります。活性酸素はたんぱく質や脂質などを酸化させる力が強く、それが老化やがんなどの引き金となるのです。

体内には、怖い活性酸素を無力化するための「**抗酸化酵素**」というものが備わっています。

ポリフェノールなどフィトケミカルの多くには抗酸化作用があり、活性酸素の被害を最小限に抑えてくれるのです。

フィトケミカルは、足りなくても欠乏症が起こるわけではありません。厳密には栄養とは呼べないのですが、抗酸化作用などの高い機能性から〝第7の栄養素〟と呼ばれることもあります。

フィトケミカル以外に抗酸化作用を持つのが「ビタミン」です。ビタミンA、C、Eは、「**ビタミンACE《エース》**」と呼ばれています。

ビタミンACEは、「緑黄色野菜」「淡色野菜」「果物」などに含まれています。緑黄色野菜に多い「β-カロテン」は、体内でビタミンAに転換されて抗酸化作用を発揮します。

1日14品目の食べトレで、フィトケミカルとビタミンACEを万遍なく摂っていれば、抗酸化作用が高くキープできます。

第7章

10年後、後悔しない!運動を続ける技術

「逆戻りの原理」で三日坊主でも続けられる！

新しいことにチャレンジするのは、ワクワクするものです。運動でもダイエットでも、始めのうちはモチベーションが高いです。

ところが、新鮮な感動は徐々に薄れていきます。それによって、モチベーションが下がりがちです。

そして、急な用事が入ったり、雨が降ったりすると、それがきっかけとなって、せっかく始めた運動習慣が途絶えてしまったりします。いわゆる「三日坊主」です。

でも、「自分はなんて意志が弱い人間なんだ……」なんて落ち込まなくて大丈夫！

何かを始めても、人は必ず「サボる」ものなのです。

私だってトレーニングをサボることは、ときどきあります。

あのイチローさんだって「今日はトレーニングをサボろうかな」と思ったことがあるそうです（彼は超人ですから、〝思った〟だけで実際にはサボっていないかもしれません）。

私たち普通の人間は、サボって当たり前なのです！

心理学では、人は何かをやり始めても、1年以内におよそ8割がそれ以前の習慣に逆戻りするとされています。

これは、専門的には**「逆戻りの原理」**と呼ばれています。

サボるのは当然であり、三日坊主に終わっても、ダメ人間でもなければ、敗北でも失敗でもないのです！

三日坊主をポジティブにとらえれば、またやってみようというモチベーションが湧いてきます。

「サボる⇩やってみる⇩サボる⇩やってみる」と繰り返せば、結果として続けていることになります。

「サボる⇒やってみる」を繰り返せばいい!

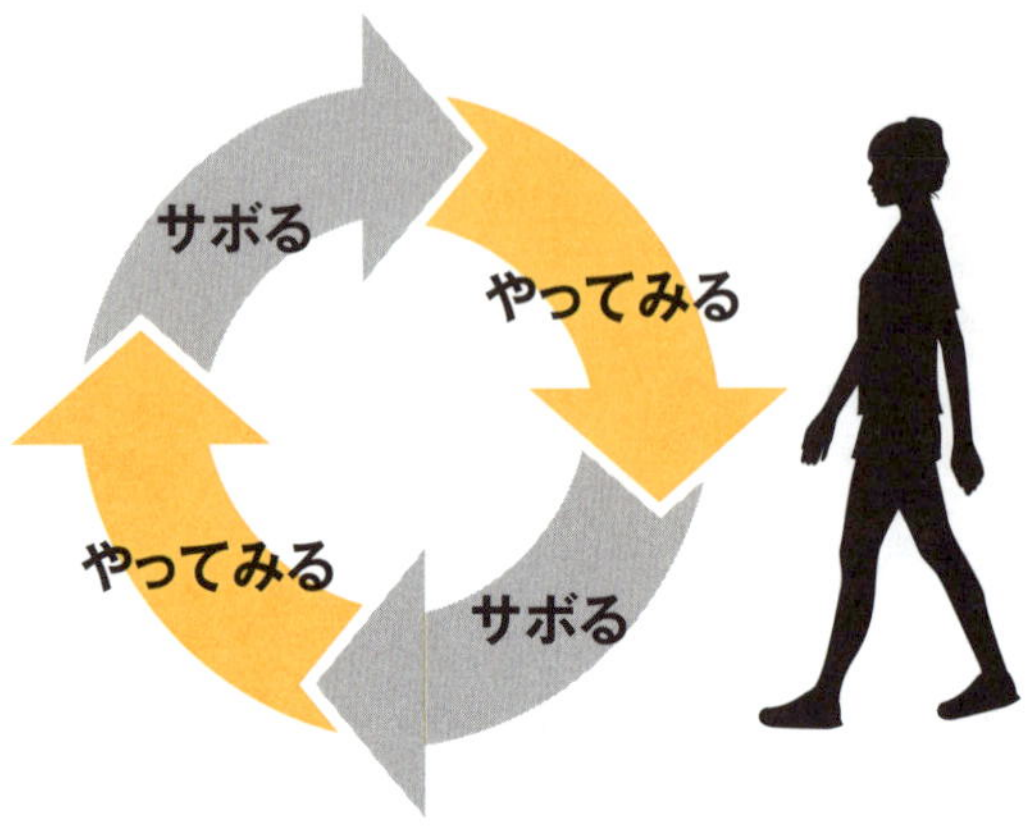

三日坊主だって、考え方によっては、3日間は続いているのです。

三日坊主を10回繰り返したら1か月間続けていることにもなります。

たとえサボっても、また始めれば、切れ目なくずっと続けている人とトレーニング効果は変わらないのです。

三日坊主でも切れ目なく続ければ、必ず何らかのポジティブな変化が現れてきます。

それが自覚できたら、「サボっても、また始めてみよう!」という気持ちは確かなものになってきます。

そして、いつの間にか、運動習慣が身についているのです。

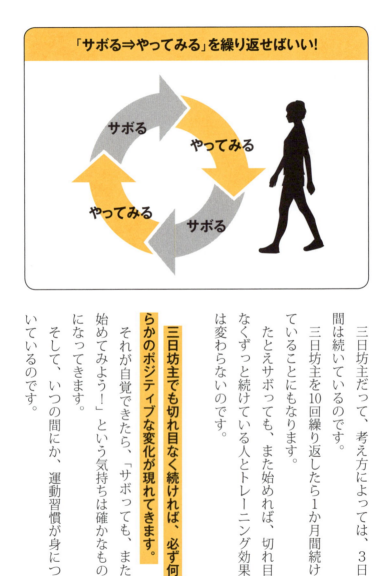

0か1のデジタル思考ではなく中間の0.5というアナログ思考

運動が続かない人には**「オール・オア・ナッシング」**と、1か0かという偏《かたよ》った考え方をしているタイプが少なくありません。

オール・オア・ナッシング的な発想になると、運動は「やった」か「やらなかった」かの2択になります。

デジタルな世界は0か1の組み合わせでつくられていますが、現実の世界はアナログです。0と1の間には、0.2もあれば0.5もあれば0.7だってあります。

1未満は何をやっても「やった」にならないととらえてしまうと、失敗体験として心に刻まれてモチベーションが高まりません。

40分の速歩を週3回やると決めたのに、そのうち1回は時間がなくて20分で終えてしまったとします。

オール・オア・ナッシング的な発想だと「できなかった」となりますが、予定の半分でも「できた」ことに違いありません。

有酸素運動の効果だって、0分と比べたら確実に得られるのです。

スロースクワットを20回×2セットやると決めていたのに、疲れて1セットで終えたとします。

それでも「やった」ことに違いありませんし、0セットに比べたら確実に筋トレの効果が得られます。

アスリートでも「燃え尽き症候群」に陥《おちい》るタイプの多くは、オール・オア・ナッシングの罠《わな》にハマっているケースが多いです。

ストイックで自分に求めるレベルが極めて高く、トレーナーが求めるレベルを1とするなら、彼らが自分に求めるレベルは、ほとんど2になっています。

そして一度、自分に求めるレベルを1から2に上げてしまうと、このタイプのアスリートはレベルを下げることに強い抵抗感を抱きます。それは罪悪感に近い心理です。

0か2かでずっと2を選び続けた結果、2が続けられなくなり、燃え尽きて現役生活の危機を迎えてしまうのです。


オール・オア・ナッシング的な発想に陥らないためには、あらかじめトレーニング効果が0.5くらいのレベルを用意しておくといいです。私自身もそうしています。


私が日課にしているランニングでは、自宅の周辺を10㎞走ることをルーティンにしています。所要時間は、ざっと1時間程度です。

もし10㎞のコースしか用意していなかったら、1時間ないとその日は走るのを諦《あきら》めるしかありません。

また、天候が悪かったり、疲れてあまり走りたくないと思ったりしたら、10㎞走る気がしないから「今日はなし！」にするでしょう。

そこで私はもう１本、短めの６㎞のコースを用意しています。

６㎞なら所要時間は30分程度ですから、さほど時間がなくても走ることができます。多少の悪天候でも、あまり走りたくないと思った日でも、ランナーなら６㎞くらいは短い距離と感じ、走れるものです。

２つのコースを用意すると、走ろうと決めた日に「やらなかった」とはならないのです。

ウォーキングをするなら40分の速歩以外に、30分や20分の速歩という選択肢も用意しておきましょう。

スロースクワットでも20回×２セットだけではなく、15回×１セットや10回×２セットといった選択肢を用意します。

その日の調子や都合に応じていろいろな選択肢があると思えば、気持ちも楽になって、結果として「やらなかった」「できなかった」が減らせます。

それはモチベーションと運動効果を保つために、大いに役立つのです。

目標設定は成功確率50％の「フィフティ・フィフティ」がベスト

目標達成のコツは**「フィフティ・フィフティ」**（**50／50**）という考え方です。

50／50とは「成功確率50％」のことで、「できるかもしれないし、できないかもしれない」の境目ともいえます。

目標設定は「達成できるかもしれないし、達成できないかもしれない」という50／50のレベルがベストなのです。

無理っぽい目標を高々と掲げてしまうと、続けるどころか、始めからやる気が起こりません。かといって、できて当たり前の低すぎる目標だと、達成感も感動も得られないため、モチベーションが高まりません。

運動であれば「低くすぎる目標＝負荷が足りない」となるため、得られる効果も限られてしまいます。

すると、運動の成果が感じられるまでに時間がかかりすぎて、「頑張っているのに効果がない！」と早合点して、せっかく始めた運動のモチベーションが下がってしまうかもしれません。

50／50という絶妙なレベルの目標なら、「やってみよう！」と意欲的になりやすいです。

目標がクリアできたら、「できないかもしれない」とも感じていたレベルだったわけですから、強い達成感を得られます。

すると、その成功体験を糧にして「続けよう！」という意欲が湧き好循環が生まれます。

目標設定のポイントは〝できる見込みの感覚〟ですが、その目安は次ページの通りです。

成功確率は、26ページで紹介した「主観的運動強度」と同じように、〝本人の感覚〟が頼りです。

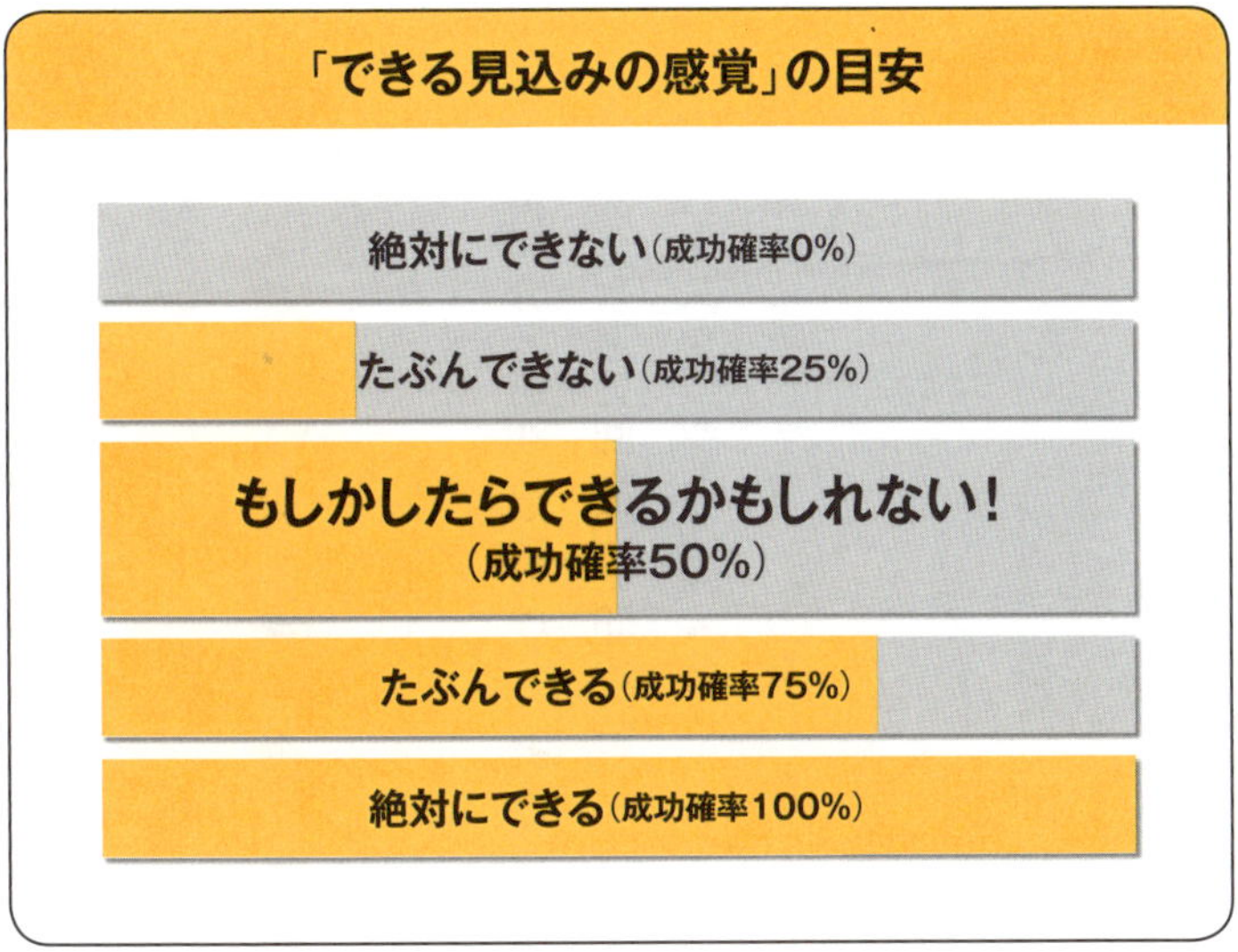

経験豊かな市民ランナーにとって、速歩40分×週４回というプログラムは楽にこなせるので成功確率１００％でしょう。

筋トレを欠かさないボディビルダーにとって、スロースクワット20回×2セット×週３回というプログラムも、同じく成功率１００％でしょう。

しかし運動体験に乏しい高齢者にとって、速歩40分×週４回、スロースクワット20回×2セット×週３回というプログラムは、成功確率０％と思えるレベルです。

このように、50／50の感覚は人それぞれなのです。

私のようなトレーナーがいれば、クライアントと「これくらいならできそうですか?」「ではこれくらいではどうですか?」と会話のキャッチボールをしながら、50／50のレベルを探っていきます。

ほとんどの人は自分自身で目標設定をするでしょうから、自問自答することが大切になります。

「速歩40分×週4回は無理そうだけど、速歩20分×週1回なら確実にできそう。だったら、速歩30分×週2回が50／50かな?」

「スロースクワット20回×2セット×週3回は難しそうだけど、10回×1セット×週1回なら確実にできそう。だったら10回×2セット×週2回が50／50かな?」

こうして、ざっくりとでいいので目標を設定したら、実際に試してみます。

毎回できないようでは目標設定が高すぎますし、逆に毎回朝飯前でこなせるようなら目標設定が低すぎます。

目標設定をやり直して、試行錯誤しながらクリアできる目標を探してみてください。

それがあなたの50／50です。

ビジネスでは**「PDCA」（計画、実行、評価、改善）**サイクルをまわしながら、結果の検証をして課題を解決することが大事だといわれます。

運動もこれと同じ要領で、ＰＤＣＡサイクルをまわしながら結果の検証をしていくといいです。

運動を続けるうちに体力は向上しますから、50／50のレベルも上がってきます。

速歩30分×週2回を続けていると50／50のレベルが上がり、いずれ速歩30分×週3回、速歩30分×週2回＋ジョギング30分×週1回となっていきます。

ＰＤＣＡサイクルで検証しながら、体力の向上に応じて、プログラムも段階的に進化させていきましょう！

小さな成功体験を重ねて「自己効力感」を高めよう

50／50のレベルで目標設定をすると、〝小さな成功体験〟が日々感じられます。

この小さな成功体験は、物事を続けるのにとても力になります。なぜなら「セルフエフィカシー」が高まるからです。

セルフエフィカシーとは心理学の用語で、日本語では**「自己効力感」**といいます。「自分もやればできる！」という前向きな見込み感であり、シンプルに「自信がつく」ともいえます。

アスリートは「練習は裏切らない」といいます。不安を払拭《ふっしょく》する意味合いもありますが、練習で小さな成功体験を重ねて自己効力感が高まっているため、練習通りにやれば本番もうまくいくという見込みを得ているからです。

子どもの能力は褒めて伸ばせといいますが、それは些細《ささい》な事柄でも周囲が褒めてあげると、子どもにとっての小さな成功体験となって自己効力感が上がるからです。

逆に、1か0かの偏った考え方で「できなかった」というネガティブな体験をしたり、目標が高すぎてクリアできなかったりすると、失敗体験として心に刻まれてしまいます。

親や教師から叱られてばかりいる子どもが伸びないように、失敗体験を重ねると自己効力感が下がり、自信を失って「どうせ自分はできない」という消極的姿勢につながります。

これでは運動を続けるのも難しくなります。

19ページでも触れたように、運動を続ける秘訣の1つに「運動日誌をつける」ことがあります。

カレンダーやスケジュール帳に、運動の内容を記録しておくのです。

運動した日にフェイスブックなどのSNSで、情報発信をするという手もあります。「いいね！」やコメントをもらうことで、モチベーションが高まって、継続率も高まります。

このように自分なりの運動日誌をつけながら、ぜひ自分自身を褒めてあげてください。

今日は速歩をすると決めて、その通り実行できたら、立派な成功体験となります。

自分自身に〝成功スタンプ〟を押してあげると自己効力感は高まりやすいのです！

こうしているうちに、前向きな変化が現れてきます。

ウォーキングを続けていると、以前はつらかった階段で息が上がらなくなったり、安静時心拍数が下がったりします。

スロースクワットがこなせるようになると、椅子から片足で颯爽《さっそう》と立ち上がれるようになります。

トレーニング効果も成功体験として胸に刻まれますから、記録して〝見える化〟して再確認しましょう。

「強度」を上げるより腹八分目で「頻度」を増やそう

食事は腹八分目で満腹になるまで食べすぎないことが大切ですが、運動も同じことです。限界になるまで追い込まず、腹八分目で終えるほうがいいのです。

「もう少しできそうだな」「次もまたやってみたい」と、あえてそこそこの快適さを残して、腹八分目のところで終えると次につながり、継続性も高まります。

アスリートであれば、時期によってはヘトヘトになるまで自分を追い込むトレーニングが求められます。

たとえヘトヘトになったとしても、彼らは「オリンピック代表に選ばれて表彰台に立って日の丸をあげたい」といった明確なゴールと強い信念に支えられていますから、翌日もまた同じくらいハードな練習をこなせます。

でも、一般の方々にアスリートレベルの信念を求めるのは酷《こく》です。体にもメンタルにもストレスがたまり、「もうイヤだ！」となる恐れがあります。

腹八分目に抑える秘訣の1つは、運動強度を高めるより「頻度」を増やすことです。

1回あたりの運動強度が高まるほど、それをこなすのが大変になるため、腹八分目で終えるのが難しくなります。その点、頻度を増やすほうが、運動量を増やしつつ、腹八分目でフィニッシュしやすいです。

本書で週3回、週4回と指定してあるプログラムでも、一度にそんなにできないと思うなら、分割して頻度を増やしてみてもいいです。

フィジカルトレーナーの立場からすると1回にこなしてほしい最低限の運動量はありますが、分割して続けるうちに体力が高まり、そのうち分割しなくても腹八分目でプログラム通りにこなせるようになるでしょう。

まずは、続けることが先決です！

「内発的動機づけ」で楽しみながら続けよう

運動に限らず、何かに取り組みたいというモチベーションは、「**外発的動機づけ**」と「**内発的動機づけ**」に分けられます。

外発的動機づけとは、報酬や賞罰といった外的な要因にモチベーションがあるものです。水族館のイルカが華麗なショーを見せてくれるのは、成功するとエサというご褒美がもらえるからです。

アスリートが金メダルを獲得したい、コーチに褒めてもらいたい、というモチベーションで競技を続けている場合、それを支えるのも外発的動機づけです。

これに対して、**内発的動機づけとは「行動そのもの」が報酬になっているものです。**

「好きだからやる」「やりたいからやる」というふうに、自分の内側から湧き上がってくる意欲がモチベーションの源泉です。

オリンピックで金メダルを何個も獲ったアスリートが、「競技に対する情熱がなくなった」ことを理由に現役引退を表明するとしたら、それは彼らが内発的動機づけに突き動かされて競技を続けてきた証しです。

心理学では、外発的動機づけよりも、内発的動機づけに基づいているほうが継続性は高いというのが定説になっています。

運動も、外発的動機づけがきっかけとなって始めるのもいいですが、長く続けるには内発的動機づけへのスイッチが求められます。

「ダイエットのため」「健康のため」にウォーキングやジョギングを始めるとしたら、それは外発的動機づけによるものです。

しかし、そのうち走ることそのものに楽しさを見いだし、参加費を払ってまでマラソン大会に出るようになったりすると、それは内発的動機づけに変わってきています。

誰しも本能的に、内発的動機づけで好きになれる何かを持っています！

ウォーキングやジョギングが好きになれなかったとしても、サイクリングや水泳に楽しさを見いだしたら、同じように心肺機能が高まって全身持久力がアップします。テニスやゴルフといったファンスポーツにも有酸素運動としての側面がありますし、仲間や家族と旅行に出かけて、観光地を食べ歩きしながら速歩でめぐるという手だってあります。

スロースクワットのような筋トレを内発的動機づけで好きになれるタイプは、恐らく少数派でしょう。でも、大自然が好きなら、美しい景色を眺めながら山歩きをしているうちに下半身の筋力アップや有酸素運動能力の向上につながります。

内発的動機づけで長く続けられる運動を見つけられたら、誰もが健康的に人生を楽しめるようになるのです！

「干しエビ」でカルシウムを積極的に摂ろう

骨粗しょう症をもたらす「骨密度」の低下は、骨からのカルシウムの減少で幕を開けます。

そもそもカルシウムは、神経や筋肉が正常に働くために欠かせない「ミネラル」です。骨はカルシウムの〝貯蔵庫〟としての役割があり、**カルシウムの99%は骨と歯にあります。**

骨から定期的にカルシウムを溶かし出している「新陳代謝」は、貯蔵庫からカルシウムを全身に届けるという役割も果たしているのです。

カルシウムは体内では合成できません。食事からのカルシウムが減ると、骨から溶け出したカルシウムを補充できなくなって、骨密度の低下から骨粗しょう症を招きます。

カルシウムは、飽食の時代といわれ続けて久しい日本で、いまだに足りていない栄養素です。

カルシウムの摂取推奨量は男性で１日６５０〜８００㎎、女性で１日６５０㎎ですが、日本人の成人は男女ともに５００㎎ほどしか摂れていません（厚生労働省の『日本人の食事摂取基準２０１５年版』より）。

カルシウムが多く含まれている食品には、「牛乳・乳製品」「カタクチイワシ」などの小魚、「干しエビ」「桜エビ」などがあります。

私がカルシウムの手軽な補給法としておすすめなのは、「牛乳」と「干しエビ」を活用するもの。

コップ1杯の牛乳で約220㎎、大さじ1杯の粉末状の干しエビで約570㎎、合計800㎎近いカルシウムが摂れます。しかも牛乳に含まれている「カゼインホスホペプチド」は、小腸でカルシウムの吸収を助ける働きがあります。

「現在500㎎摂っているとして、それに800㎎もプラスするのは多すぎるのでは？」と疑問を持つクライアントもいますが、欧米では骨粗しょう症予防のために1日1200㎎の摂取がすすめられています。

1日1300㎎でも決して摂りすぎとはいえないのです。ちなみに厚生労働省が定めたカルシウムの耐容上限量は1日2500㎎です。

干しエビは、ミルやすり鉢で細かく粉末状に砕いて、冷蔵庫に保存しておくと便利です。味噌汁に入れたり、おにぎりに入れたりすると美味しく食べられます。

干しエビの代わりに「煮干し」（いりこ）でもOKです。やはり粉末状にして大さじ1杯分を摂ってください。184ページでお伝えしたように、カルシウムを骨にとり込むには運動の刺激が欠かせませんから、カルシウムの積極的な摂取とともに、本書を参考にして、ぜひ運動も続けてください！

第7章のまとめ

- □三日坊主でもまた始めれば結果として続けられる
- □ウォーキングやジョギングのコースは2つ用意する
- □スクワットやランジは少ない回数・セットの選択肢も用意する
- □目標設定は「もしかしたらできるかもしれない」レベルにする
- □PDCAサイクルで運動プログラムの内容を検証する
- □運動日誌をつけておくと続けやすい
- □自分を褒めて成功スタンプを押してあげる
- □運動強度を上げるより頻度を増やす
- □誰しも本能的に内発的動機づけで好きになる何かがある

おわりに

この本を書き終えようとしているいま、「私がこの本を通して最も伝えたかったことはなんだろうか？」と考えました。

その結論は、**「すべての人は今後、運動しなければ生きられない世の中になる」**ということです。

先日会った旧知のライターさんが、丸1日、自宅から一歩も出ないで仕事をしたときの「歩数」を測定してみたそうです。

その結果は驚くべきものでした。なんと、わずか280歩しかなかったそうなのです。

でも、考えてみたら、これは当然の話です。

わざわざ買い物に出かけなくても、スマホ片手に欲しい商品をネット通販で注文すれば、宅配業者が自宅まで運んできてくれます。

暇になったらネット配信のドラマや映画を観ればいいですし、ひとりでいるのが寂しくなったらスマホで誰かとビデオ通話すればいい。
そんな極力移動をしなくても生活できる社会環境で、私たちは生きているのです。

私もネットフリックスの動画配信で、海外のドラマや映画をよく観ることがあります。近頃よく観るのは、数十年先を舞台にしたドラマですが、その設定で共通しているのが、「仕事」「買い物」「教育」「娯楽」といった日常生活が、すべて自宅にいながら完結してしまうということです。

仕事は在宅勤務、買い物はネット通販、講習などを受けるときは自宅にモノグラフで講師が現れて目の前で指導。コンサートは部屋の壁や天井が全面モニターと化して、臨場感あふれる映像と音響で、憧れのアーティストが目の前で歌ってくれます。
こうした生活風景はＳＦの世界ではなく、そう遠くない将来、実現することでしょう。

仕事でもプライベートでも、いまよりさらに体を動かさなくても生活できる世の中が、確実に近づいているのです。

面白いことに、そんな近未来が舞台のドラマでは、登場人物たちがトレッドミル（ランニングマシン）やエアロバイクを使って室内で運動しているシーンが、必ずといっていいほど描かれています。

体を動かす機会が減れば、筋肉量はどんどん減ってしまいます。運動不足を補うために、実にアナログな運動をするシーンがあるわけです。

人間の体というものは、どんなに便利な世の中が訪れようとも、運動しなければ確実に衰えてしまうものなのです。

それにもかかわらず、座っているだけで、巻いているだけで、電気を流すだけで、楽々簡単に筋肉がつく！　などとうたった商品を目にする機会が増えました。

楽をして筋肉をつけられる手段があるのなら大歓迎ですが、それだけで十分な筋肉がついて、筋力を維持できるとは思えません。

もしできるのであれば、近未来を描いたドラマで、皆がこぞってトレッドミルで走ったり筋トレに励んだりするシーンもないはずです。

10年後、後悔しない体をつくるには、本書で紹介した有酸素運動や筋トレ、柔軟性を高めるストレッチなどをするのが近道です。

まずはできることから、小さな一歩を踏み出してみてください。

本書のプログラムで効果を感じれば、やる気が高まるという好循環が生まれ、楽しく続けられることにつながりますから、ひとつずつトライしてみてください。

運動を始めるのに絶好のタイミングはいつだと思いますか？

それは、いま、この瞬間です。

人間は時とともに年齢を重ねていくのですから、いま、この瞬間がつねに一番若いです。いまこそ、あなたにとって最も効率がいい運動効果を得られるタイミングなのです。

運動を始めるのに遅すぎることは絶対にありません！

70歳になっても80歳になっても、ちゃんと運動して筋トレすれば、筋肉はつきますし、筋力はアップします。だからこそ、いま、この本を読んだベストタイミングを逃さないでほしいのです。

私は「運動に対するハードルを少しでも下げたい！」という思いで本書を書きました。ウォーキングというごく軽い有酸素運動からジョギング、スクワット、ランジ、バランスボールを使った脳トレ、それにトップアスリートも実践する食事法など、10年後、後悔しない体のつくり方を指南できたと自負しています。

これまで知らなかったちょっとした工夫やノウハウを得ることで、意外と簡単にできそうな気分になったり、なんだかすでに習慣化できているような感覚になったりしたかもしれません。

そういった気持ちの向上だけでも、大きな前進です！

ぜひ「これならできそう」と感じることを、本書からひとつだけでいいので、選んで試してみてください。嫌なものは後まわしでいいのです。

そうすれば、着実に小さな成功体験を積み重ねられます。

「自分だって、やればできるんだ！」という自己効力感（自分にもできるという見込み感）が高まってくれれば、以前はハードルが高いと感じたことでも、いずれハードルが低く感じられるようになってきます。

もし、ひとつ選んで試してみたにもかかわらず習慣化できなかったとしても、それはたまたまいまのあなたに合っていなかったというだけのことです。

気にせず、他のことを選んでやってみてください。その後、あらためてトライしてみると、以前はできなかったことが難なくできたりするものなのです。

この本を通じてパーソナルトレーナーとして、みなさんに寄り添えることをとても光栄に思います。

そして、10年後、みなさんが健康で快適な体でいることができていたら、これほど嬉しいことはありません。

中野ジェームズ修一

2019年9月

[著者]
中野ジェームズ修一
スポーツモチベーションCLUB100最高技術責任者
PTI認定プロフェッショナルフィジカルトレーナー
米国スポーツ医学会認定運動生理学士（ACSM/EP-C）
フィジカルを強化することで競技力向上や怪我予防、ロコモ・生活習慣病対策などを実現する「フィジカルトレーナー」の第一人者。卓球の福原愛選手やバドミントンのフジカキペアなど、多くのアスリートから絶大な支持を得る。2014年からは青山学院大学駅伝チームのフィジカル強化指導も担当。早くからモチベーションの大切さに着目し、日本では数少ないメンタルとフィジカルの両面を指導できるトレーナーとしても活躍。東京・神楽坂の会員制パーソナルトレーニング施設「CLUB100」の最高技術責任者を務める。『世界一伸びるストレッチ』(サンマーク出版)、『青トレ 青学駅伝チームのコアトレーニング&ストレッチ』（徳間書店）、『医師に「運動しなさい」と言われたら最初に読む本』（日経BP）などベストセラー多数。

10年後、後悔しない体のつくり方

2019年10月9日　第1刷発行
2023年11月22日　第6刷発行

著　者——中野ジェームズ修一
発行所——ダイヤモンド社
〒150-8409　東京都渋谷区神宮前6-12-17
https://www.diamond.co.jp/
電話／03･5778･7233（編集）　03･5778･7240（販売）
デザイン——金井久幸（TwoThree）
編集協力——井上健二
イラスト——堀江篤史
校正————鷗来堂
製作進行——ダイヤモンド・グラフィック社
印刷————加藤文明社
製本————加藤製本
編集担当——斎藤順

©2019 中野ジェームズ修一
ISBN 978-4-478-10911-3
落丁・乱丁本はお手数ですが小社営業局宛にお送りください。送料小社負担にてお取替えいたします。但し、古書店で購入されたものについてはお取替えできません。
無断転載・複製を禁ず
Printed in Japan

マンガでわかる!

著者累計200万部突破!

体が硬い人は絶対やってみて!
スキマ時間に気持ちい〜い!

『世界一受けたい授業』『金スマ』
『体が硬い人のための柔軟講座』で
話題のフィジカルトレーナー教える!

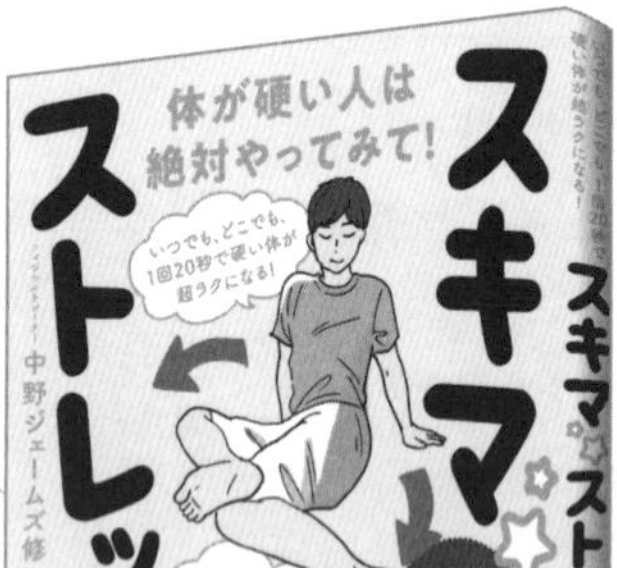

ポッコリお腹でも、
ヒザが痛くても、
何歳からでも大丈夫!

医師もすすめる
最高のストレッチ

【自宅で】【会社で】
【信号待ちで】
好きなときに
全身リリース!

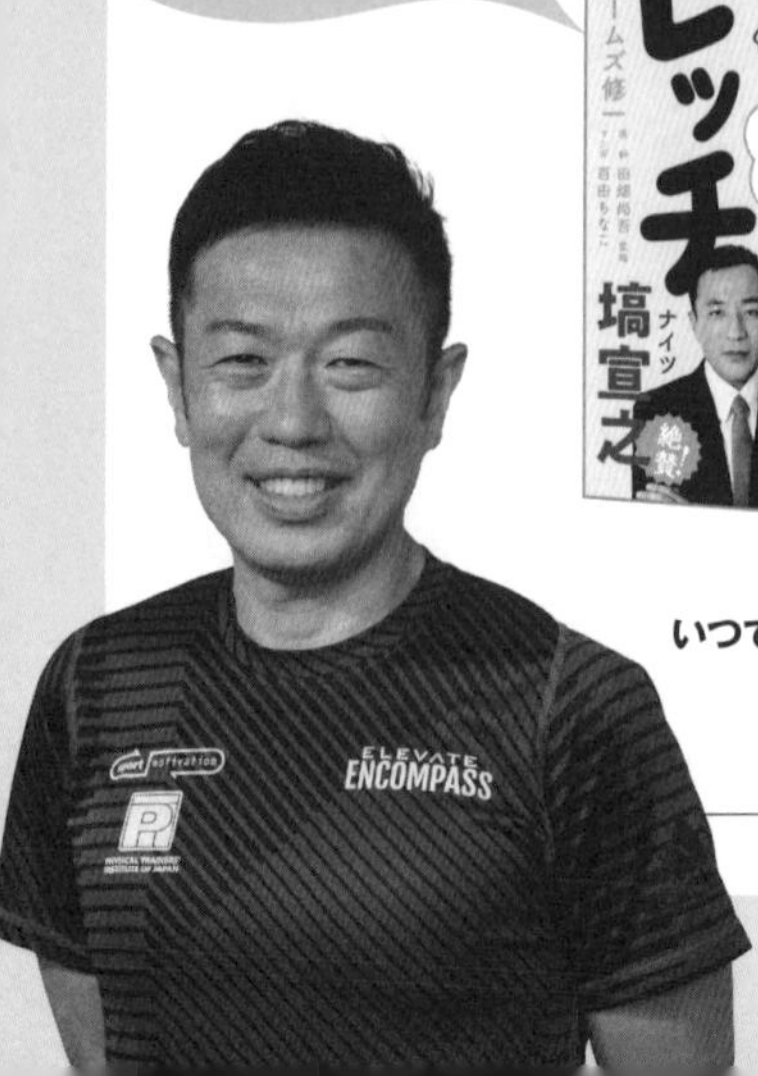

いつでも、どこでも、1回20秒で硬い体が超ラクになる!
スキマ★ストレッチ
中野 ジェームズ 修一[著]

●A5判並製●定価(本体1,350円+税)

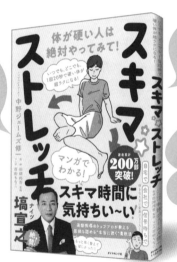